임상 치과 재료학

실습서

김영숙(수원여자대학 치위생과)
김윤정(목포과학대학 치위생과)
김인걸(한양치과의원, 연세치대외래 부교수)
배현숙(남서울대학교 치위생학과)
신선행(삼육보건대학 치위생과)
오상환(건양대학교 치위생학과)
장선옥(연세대학교 원주의과대학 치위생학과)

군자출판사

임상치과재료학 실습서

첫째판 1쇄 인쇄 | 2009년 9월 1일
첫째판 1쇄 발행 | 2009년 9월 5일
첫째판 2쇄 발행 | 2010년 9월 5일
첫째판 3쇄 발행 | 2015년 8월 25일
첫째판 4쇄 발행 | 2017년 9월 6일

지 은 이 김영숙, 김윤정, 김인걸, 배현숙, 신선행, 오상환, 장선옥
발 행 인 장주연
편집디자인 남은경
표지디자인 이지선
발 행 처 군자출판사(주)
등록 제 4-139호(1991. 6. 24)
본사 (10881) **파주출판단지** 경기도 파주시 회동길 338(서패동 474-1)
전화 (031) 943-1888 팩스 (031) 955-9545
홈페이지 | www.koonja.co.kr

ISBN 978-89-6278-099-4

정가 22,000원

머리말

치과위생사의 업무는 치과재료의 취급과 매우 밀접하다. 치료하려는 환자의 치료계획을 상담할 때 사용하려는 재료의 종류를 환자에게 바르게 설명하고, 임상에서 사용되는 재료를 적절히 취급하며, 치료 후에는 재료를 특성에 따라 잘 관리할 수 있어야 하기 때문이다. 그래서 효과적인 업무를 수행하기 위해 치과재료의 성질과 용도를 잘 파악하는 것이 중요하다.

그동안 치과위생사를 위한 치과재료학 실습교재는 재료를 사용하는 방법에 치중되어 있어서 학생들이 재료의 특성을 바르게 이해하여 환자관리에 사용할 수 있는 수준에 다소 부적합하거나 치과재료의 물리적 및 화학적, 기계적 특성을 이해하고 임상에 적용하는 부분이 조금 미약하였다.

이에 본 교재는 치과위생사를 위한 치과재료학 실습을 **「재료의 기초 실습」**과 **「재료의 임상적용」** 두 부분으로 구분하여 치위생(학)과 학생들이 치과재료를 올바르게 이해하고 실무에 적용하는 데 도움이 될 수 있도록 하였다.

또한 이론 수업에서 다루어진 각 재료의 특성과 중요한 성질을 학습자에게 문제 제기함으로써 학습자 스스로 주어진 주제에 관해 직접 실험, 실습을 하며 고민하고 유추하도록 하여 수업의 참여도를 높여 나갈 수 있도록 하였다.

실험 · 실습과정은 단계별 사진으로 자세히 제시함으로써, 실습내용을 이해하고 원활하게 진행될 수 있도록 하였다.

아무쪼록 본 교재가 치위생(학)과 학생들이 치과재료를 공부하는데 별 어려움 없이 재미있게 학습할 수 있도록 하여 성취도를 높일 수 있기를 기대한다.

이 책을 펴내는데 도움을 주신 군자출판사 이윤희 과장님께 감사드린다.

2009년 8월

여름의 한가운데서

저자 일동

목차

실습 복장 및 자세

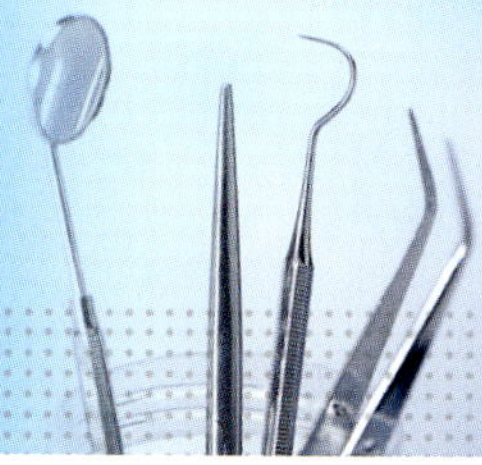

1. 머리는 핀 또는 끈으로 고정하여 흘러 내려오지 않도록 단정히 한다.

2. 손톱이 길면 재료가 손톱 사이에 끼어 비위생적이고, 기구를 제대로 잡을 수 없기 때문에 짧게 다듬는다.

3. 길게 늘어진 귀걸이나 반지는 착용하지 않는다.

4. 굽이 낮은 구두를 착용하고, 뒤축이 없는 구두나 슬리퍼는 착용하지 않는다.

5. 실습시간에는 실습가운을 반드시 착용해야 하며, 단추를 채워 입는다.

6. 이름표를 패용하고 항상 필기도구를 지참한다.

7. 각 재료의 실습내용을 정확하게 측정하고, 실습서에 즉시 기록하고 정리한다.

8. 실험 및 실습을 통해 얻은 결과를 토론하고, 실습결과는 실습서에 정확히 기록한다.

9. 실습을 마친 후에는 실습한 주위를 깨끗이 정리하고, 실습한 재료와 기구를 제자리에 보관한다.

2 실습 복장 및 자세

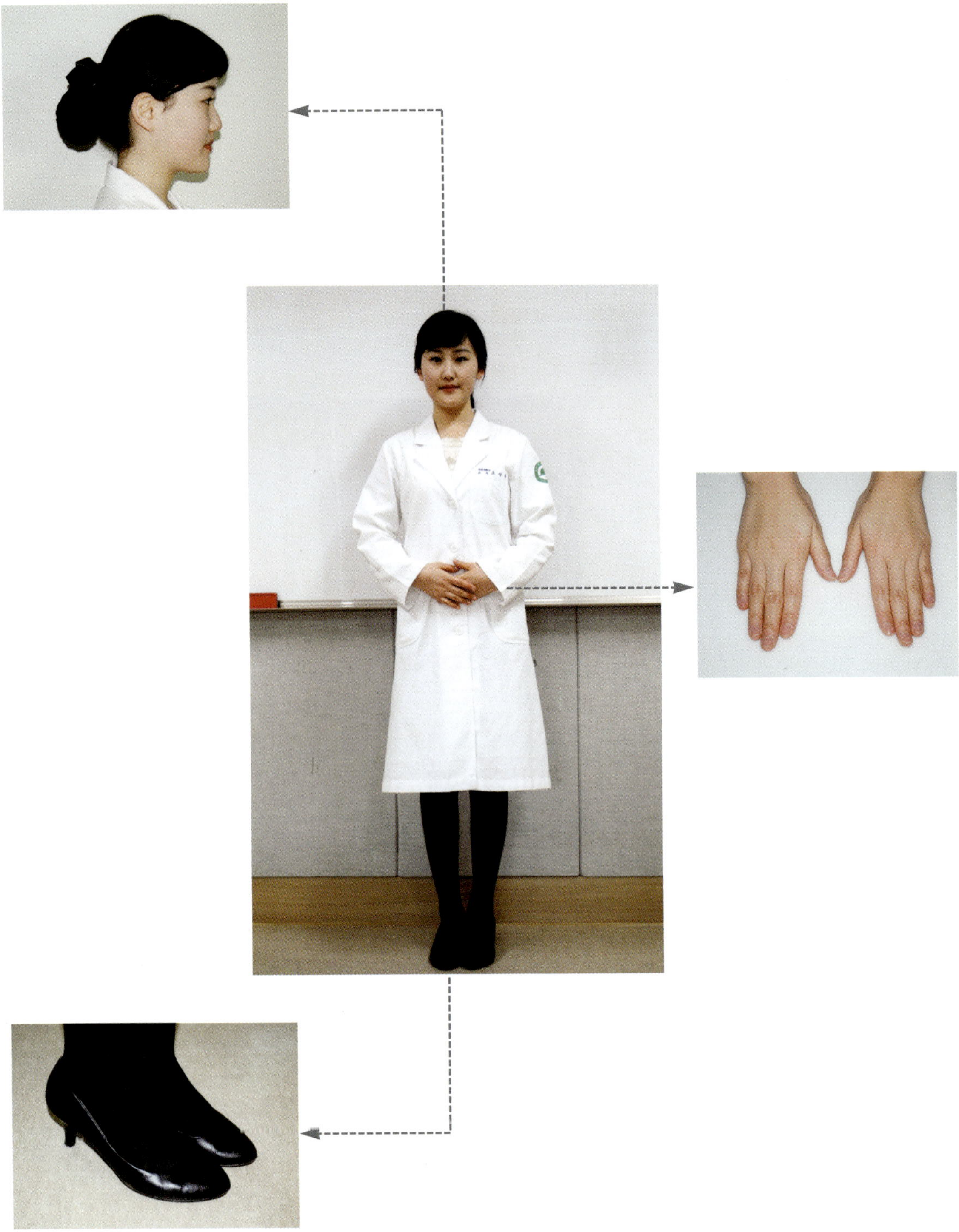

〈실습 시 올바른 복장〉

재료학에 사용되는 기구와 장비소개

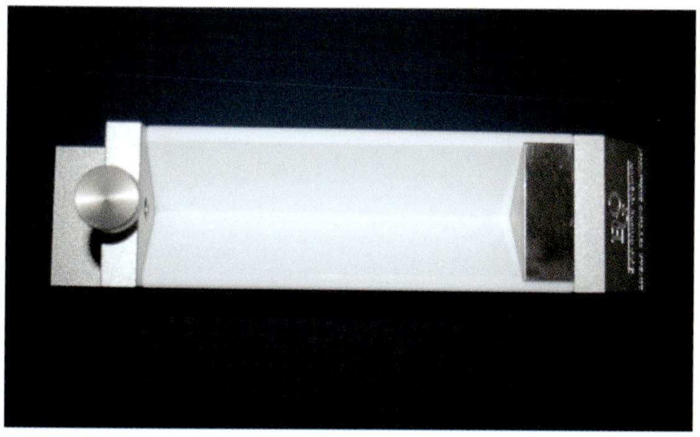

경화팽창측정기(setting expansion)

석고와 매몰재의 경화팽창을 측정하는데 사용한다.

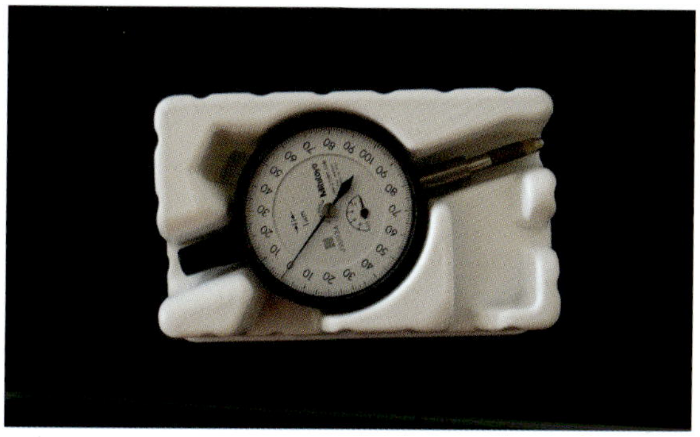

다이얼 게이지(dial gauge)

길이 변화량을 측정하는데 경화팽창측정기와 함께 사용하며, 0점으로 조정하고 나서 사용한다.

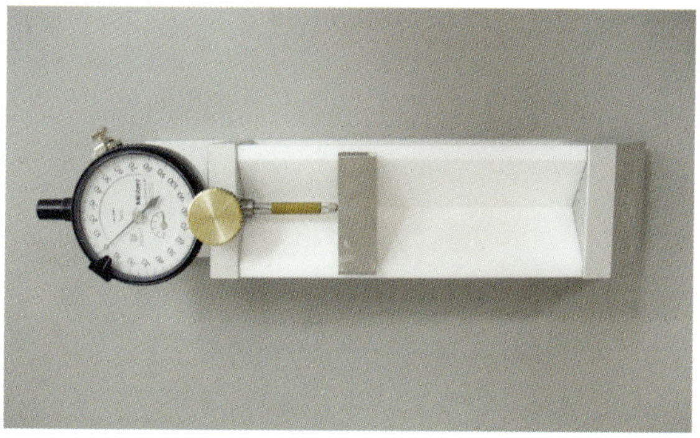

경화팽창기에 다이얼 게이지를 장착하여 사용한다.

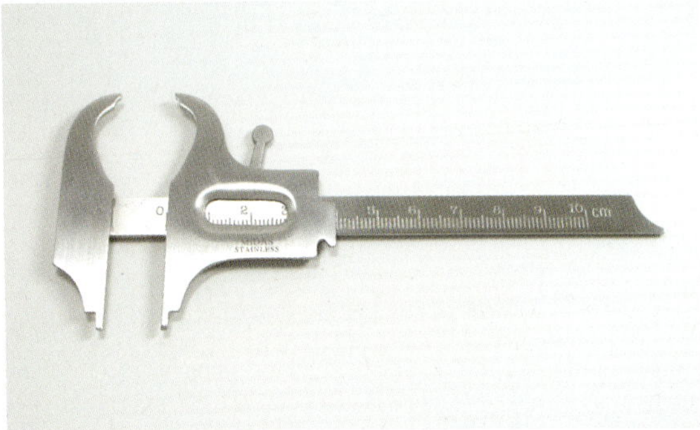

버니어 캘리퍼스(vernier calipers)

버니어 캘리퍼스는 일반자와 눈금이 비슷한 어미자와 보조자인 아들자를 사용해 측정한다. 눈금은 아들자를 어미자와 나란하게 움직여 어미자의 측정한계 이하를 측정한다.

※ 측정값의 예

- **어미자 1.5mm**
- **아들자 1.52mm**

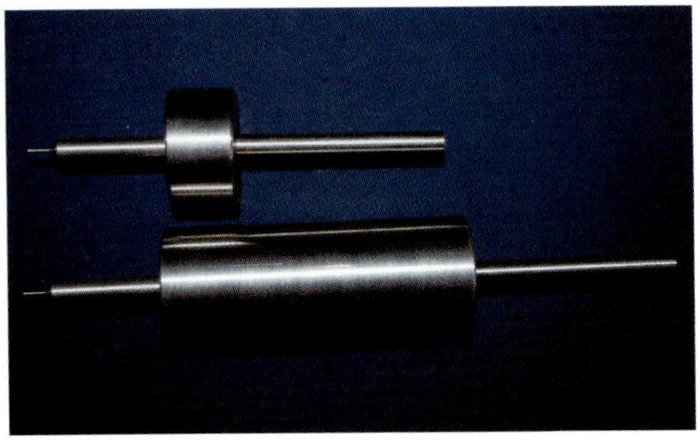

길모어 니들(Gillmore needle)

경화시간은 표면의 압흔 시험을 통해 측정되며 보통 1/4 lb와 1 lb 길모어 니들을 사용한다.

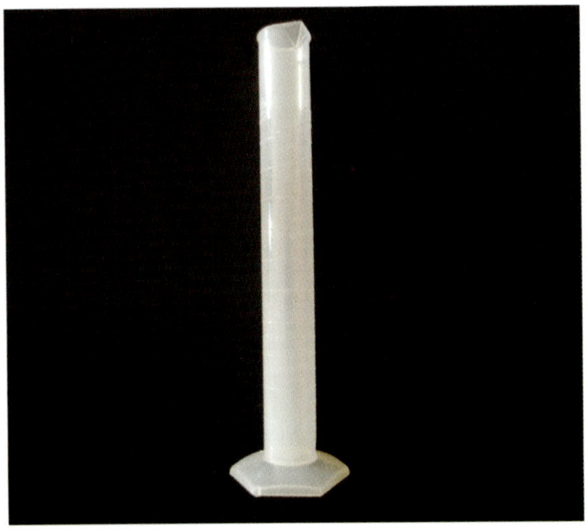

메스 실린더(mass cylinder)

액체의 부피를 측정하는데 사용하는 긴 원통형 관이다. 메스 실린더 옆면에는 눈금이 표시되어 있어 메스 실린더 안의 액체 양을 측정할 수 있다. 치과재료학에서 액체 부피를 측정할 때는 임상실습에서 사용하는 계량컵을 사용하지 않고 메스 실린더를 사용하여 실험한다.

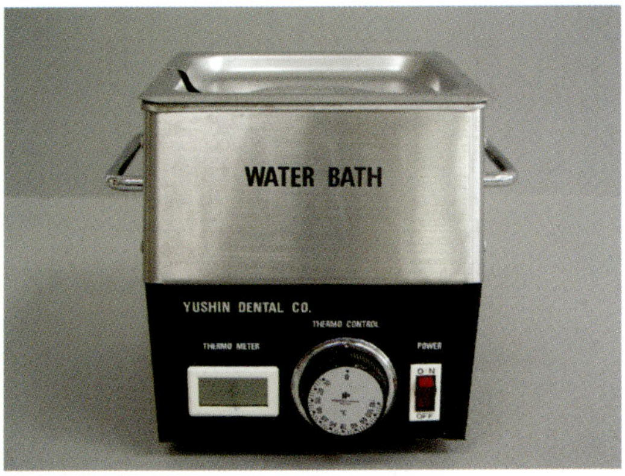

항 온수조(water bath)

수조에 물을 채운 후 원하는 온도를 맞추어 놓으면 물의 온도가 유지된다.

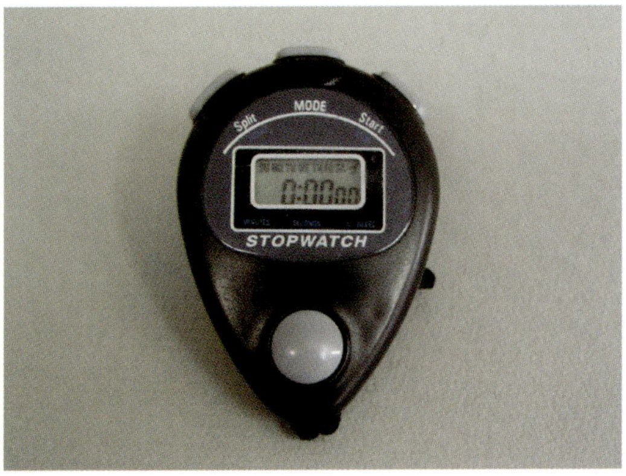

초시계(timer)

재료의 작업시간 및 경화시간을 측정하는데 사용한다.

치과재료 검사방법 및 용어해설

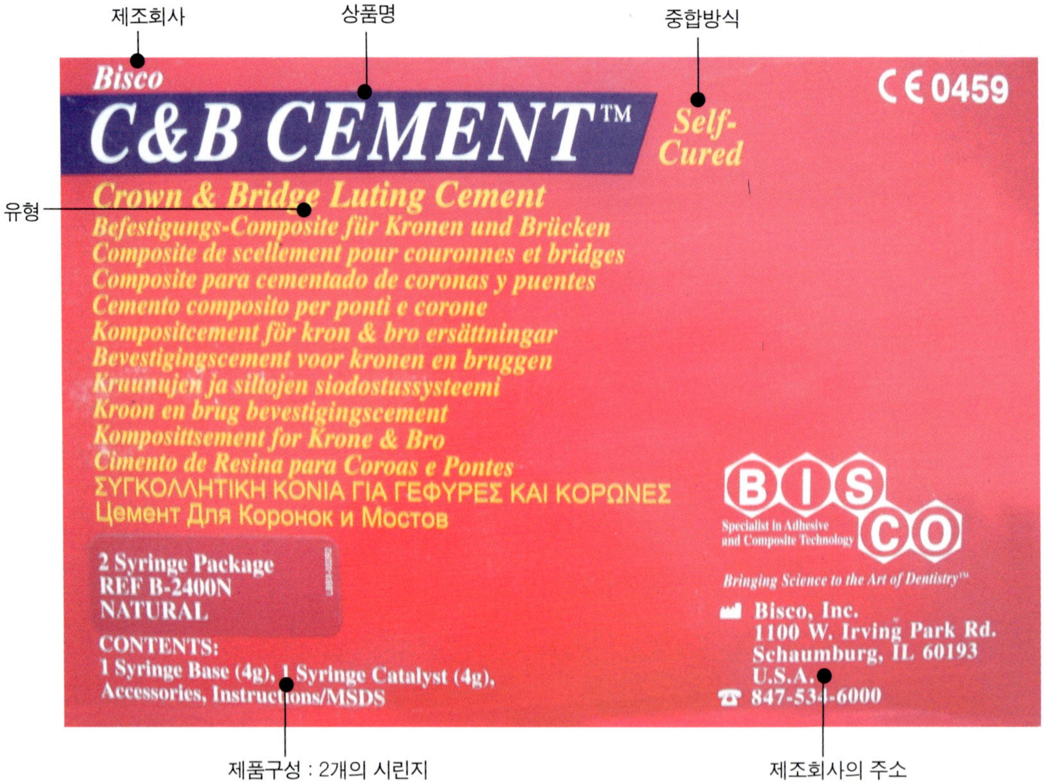

[해외인증]

ADA(American Dental Association, 미국치과의사협회)

ANSI(American National Standards Institution, 미국표준협회)

CE 유럽공동체(Conformite Europeene, 유럽연합)

제품 안전, 건강, 환경 및 소비자 보호와 관련된 유럽 규격 즉, EU 이사회 지침의 요구 사항을 모두 만족한다는 Conformite Europeene의 약자. 유럽연합 25개 국가에서 유통되는 제품에는 반드시 CE마크가 표시되어야 한다.

FDA(Food and Drug Administration, 식품의약국)

ISO(International Organization for Standardization, 국제표준기구)

전 세계적으로 통용되는 국제표준기구에서 제정, 관리하는 기술 표준

[국내인증]

KDA(Korean Dental Association, 대한치과의사협회)

KS(Korean Industrial Standard, 한국산업규격)

산업표준화법 제 15조의 규정에 근거를 두고 한국산업표준이 제정되어 있는 품목 중 지속적으로 생산할 수 있는 능력과 조건 등을 심사하며, 한국표준협회가 이를 수행하고 있다.

제품번호(lot number)

생산된 제품들을 함께 묶어 번호를 매긴 것

유효저장기간(shelf life)

재료의 상품성이 보장되는 기간

이 기간동안 재료가 적정하게 관리된 제품은 품질이나 안정성이 유효하다.

폐기일(expire date)

유효저장기간의 만기일

물리적 성질(physical property)

열적 성질, 광학적 성질, 전기적 성질, 용해와 흡수, 부식 등 재료의 물리화학적인 성질

기계적 성질(mechanical property)

강도, 경도 휨, 피로 등 재료의 기계역학적인 성질

생물학적 성질(biological property)

전신독성, 유전독성, 구강점막자극, 이식, 감작 등 재료의 생물학적 성질

치과재료의 기초 (Science of dental material)

실습목적

금속, 세라믹, 고분자재료의 기계적 특성을 알아본다.

실습준비물

교정용 와이어(wire)	슬라이드 글라스(또는 유리)	노란 고무줄
30cm 자	펜(pen)	A4 용지

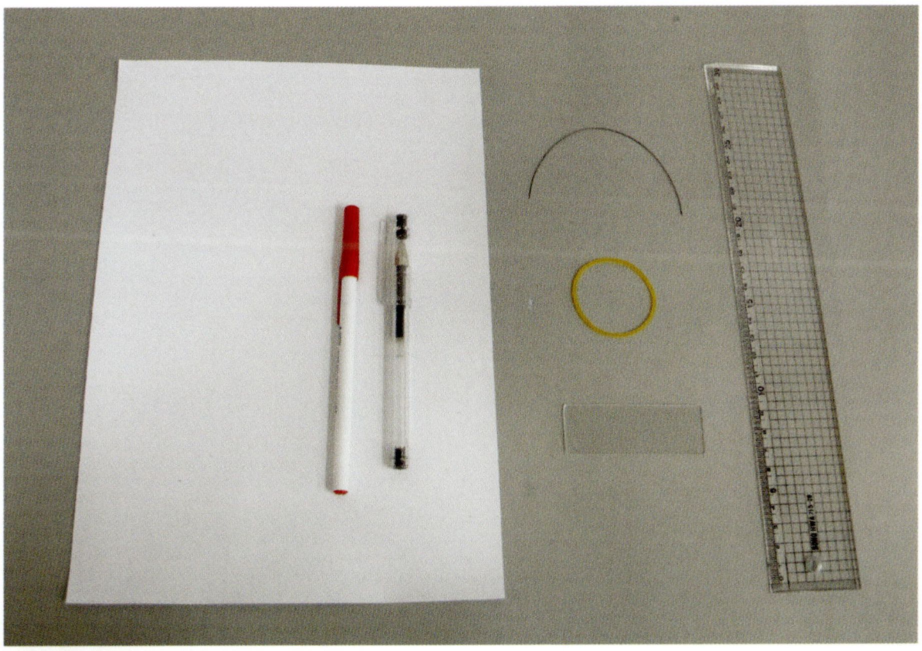

그림 1-1

재료의 기초 실습

I. 강도 및 연성 검사

⊙ 각 재료의 휨 정도에 차이점이 있는가?
⊙ 강도와 연성은 어떤 관계가 있는가?

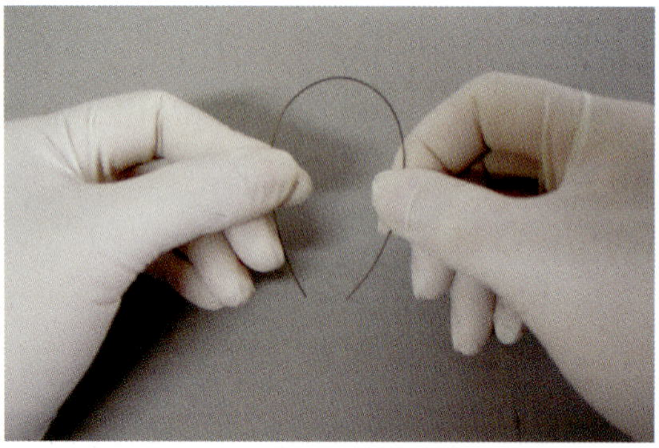

그림 1-2

1. 금속의 특성을 확인하기 위하여 교정용 와이어를 구부려본다(그림 1-2).

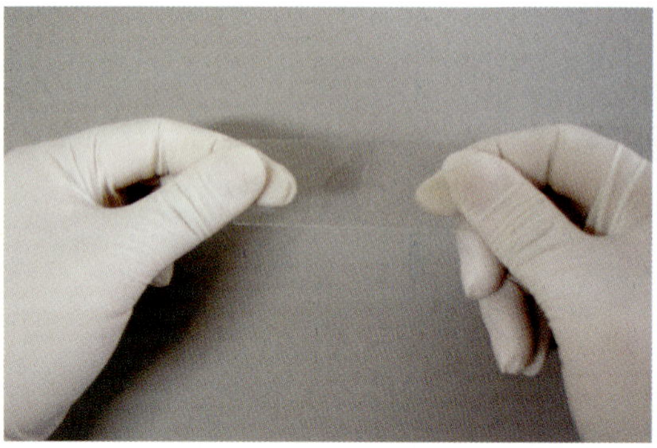

그림 1-3

2. 세라믹의 특성을 확인하기 위하여 슬라이드 글라스나 유리를 구부려본다(그림 1-3).
   [주의] 실습 시 다치지 않도록 주의한다.

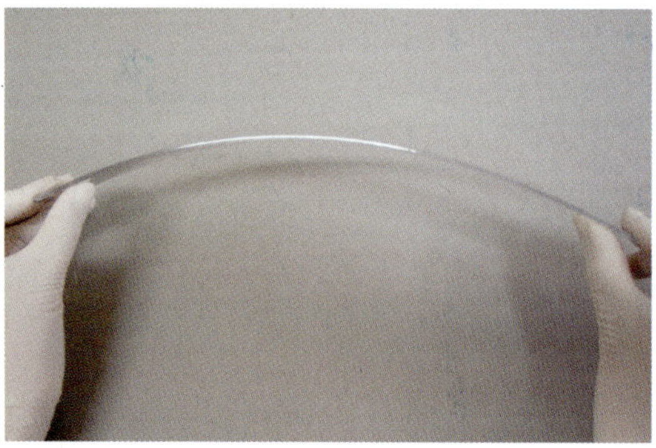

그림 1-4

3. 고분자(플라스틱)의 특성을 확인하기 위하여 30cm 자를 구부려본다(그림 1-4).
   [주의] 실습 시 다치지 않도록 주의한다.

4. 각각의 재료를 구부려 본 뒤 휨 정도와 차이점을 비교하고 강도와 연성과의 결과를 실습서에 정리한다.

II. 탄성 변형율 검사

⊙ 각 재료를 잡아 당긴 후 탄성의 차이점을 살펴보자.

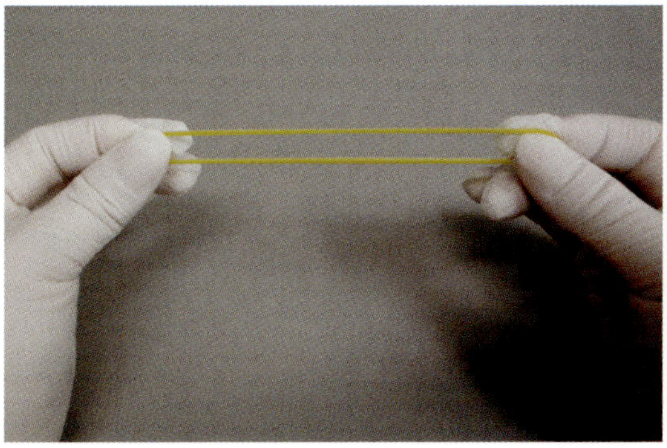

그림 1-5

1. 고분자의 특성을 확인하기 위하여 교정용 고무줄을 양쪽으로 잡아당겨 본다(그림 1-5).

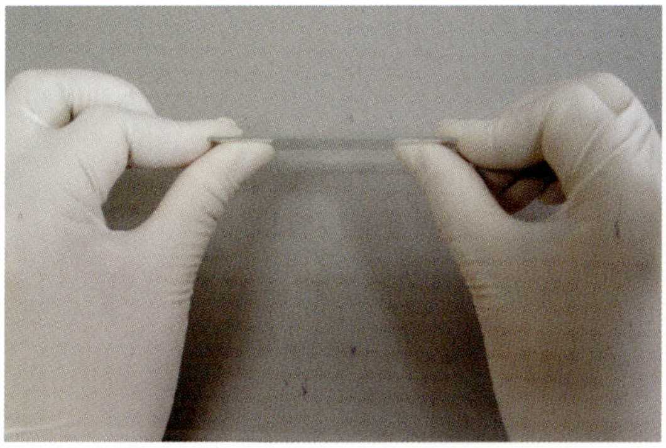

그림 1-6

2. 세라믹의 탄성을 확인하기 위하여 슬라이드 글라스나 유리를 양쪽으로 잡아당겨 본다(그림 1-6).

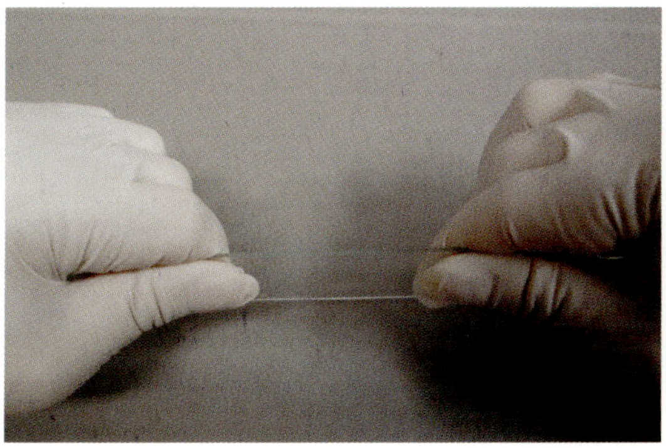

그림 1-7

3. 플라스틱의 탄성을 확인하기 위하여 자나 플라스틱 슬라이드 글라스를 양쪽으로 잡아당겨 본다(그림 1-7).

4. 각 재료를 당겨보았을 때 탄성의 차이점을 정리하고 토론한다.

⦿ 재료의 탄성 변형율을 검사해보자.

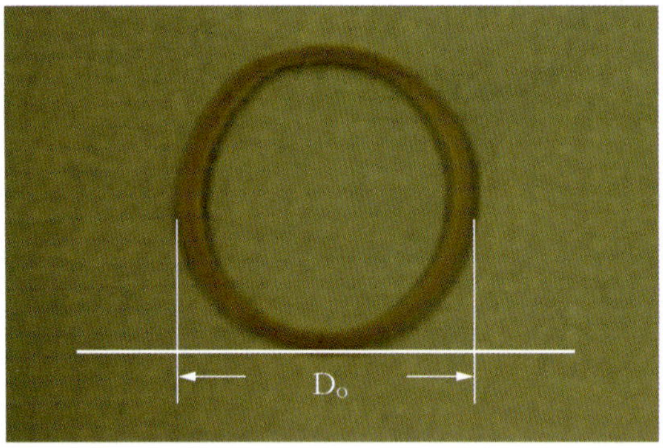

그림 1-8

1. 노란 고무줄의 처음 길이(D_o)를 측정한다(그림 1-8).

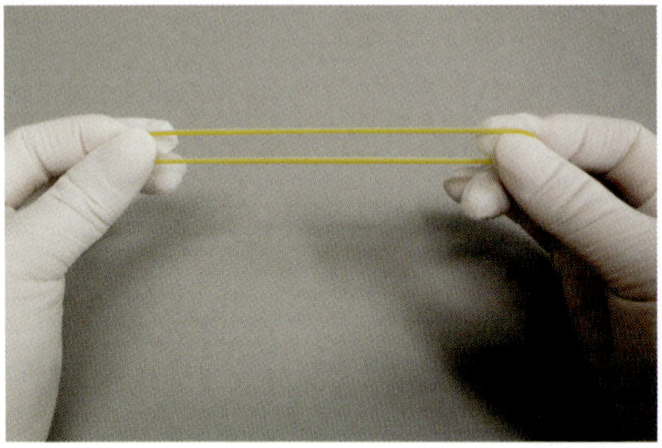

그림 1-9

2. 탄성 변형율을 측정하기 위해 재료를 양옆으로 10분간 잡아당긴 후 길이(D_f)를 잰다(그림 1-9).

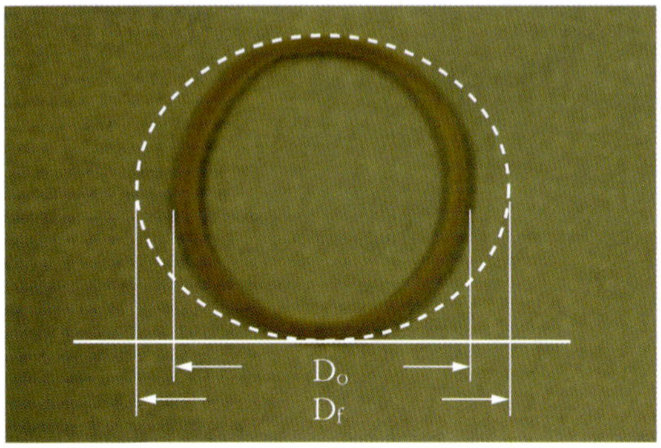

그림 1-10

3. 재료의 탄성 변형율을 계산하는 방법은 다음과 같다(그림 1-10).

$$\text{변형율} = \frac{\text{변형된 길이}(D_f)}{\text{물체의 처음길이}(D_o)}$$

Ⅲ. 회복율 검사

⊙ 교정용 와이어의 회복율을 계산하여 회복율의 차이점을 살펴보자.

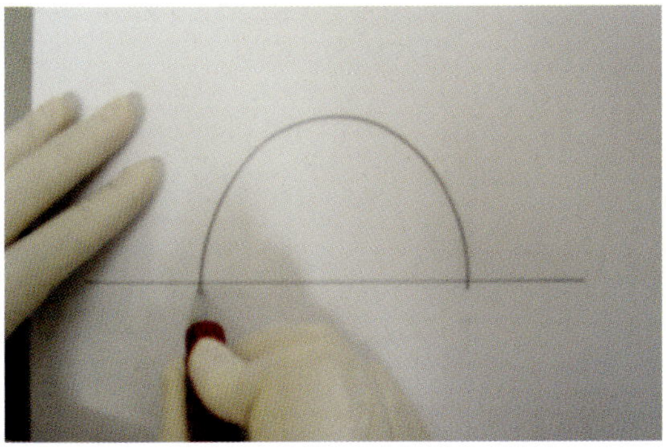

그림 1-11

1. 교정용 와이어를 힘을 주어 구부린 후 A4 용지에 올려놓고 밑그림을 그려 D_o(처음길이)를 측정한다(그림 1-11).

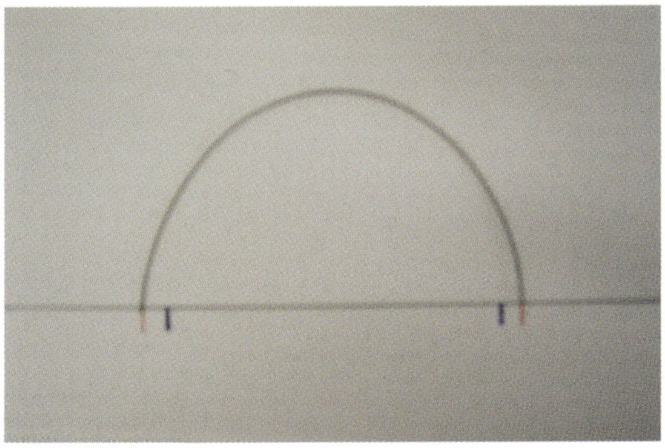

그림 1-12

2. 10분 후 교정용 와이어의 D_f (나중길이)를 측정하여 회복율을 계산한다(그림 1-12).

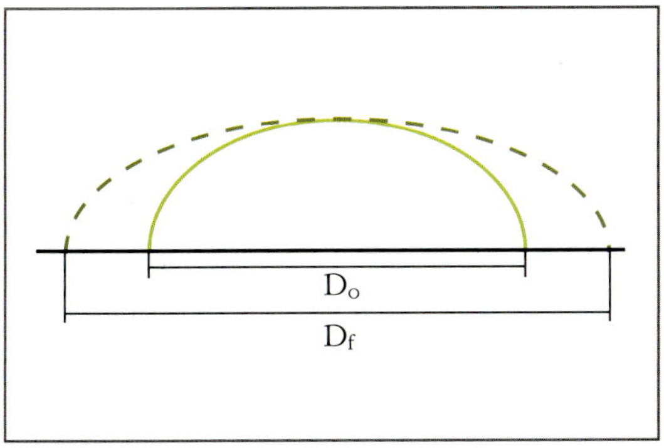

그림 1-13

3. 재료의 회복율을 검사하는 계산 방법은 다음과 같다(그림 1-13).

$$회복율(\%) = \frac{D_f - D_o}{D_o} \times 100$$

치과재료학 실습 보고서

	평가점수 :
년 월 일	이 름 :
실습 제목	
실습 내용	

실습 결과	
고 찰	

직접충전용 복합레진 (Composite resin)

실습목적

직접충전용 복합레진의 특성과 성질을 이해하고 사용방법을 익힌다.

실습준비물

1급 와동(O cavity) 치아 모형	자가중합형 복합레진	광중합형 복합레진
글라스 아이오노머 수복재	보안경	광중합기
1/4 lb 길모어 니들(Gilmore needle)	혼합지	0.1mm 직경의 모세관
초시계	교합지	연마 set
셀로판지	커피 물	빨대(내경 5mm 이상)
플라스틱 스파튤라(plastic spatula)	버니어 캘리퍼스(vernier calipers)	슬라이드 글라스
레진 어플리케이터(resin applicator)	러버 댐 시트(rubber dam sheet)	러버 댐 포셉(rubber dam forcep)
러버 댐 클램프(rubber dam clamp)	러버 댐 펀치(rubber dam punch)	

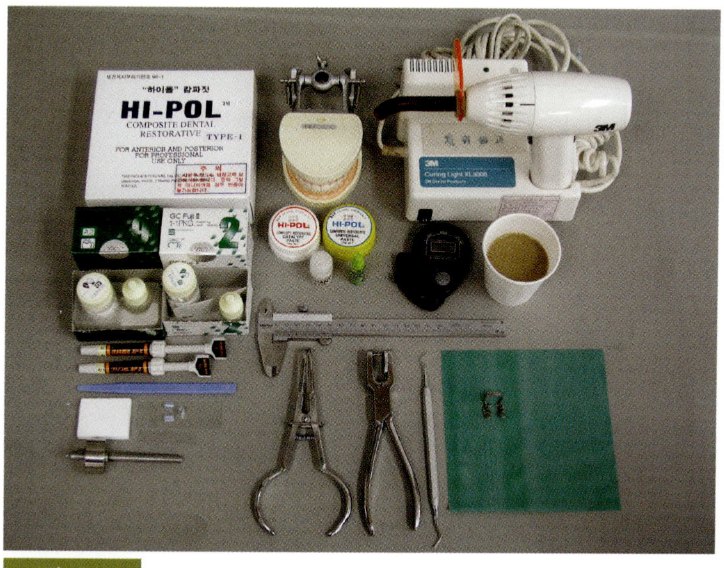

그림 2-1

재료의 기초 실습

Ⅰ. 치과재료의 검사

⊙ 직접충전용 복합레진에 대한 규격을 제조사의 지시사항을 검토하여 기록한다.

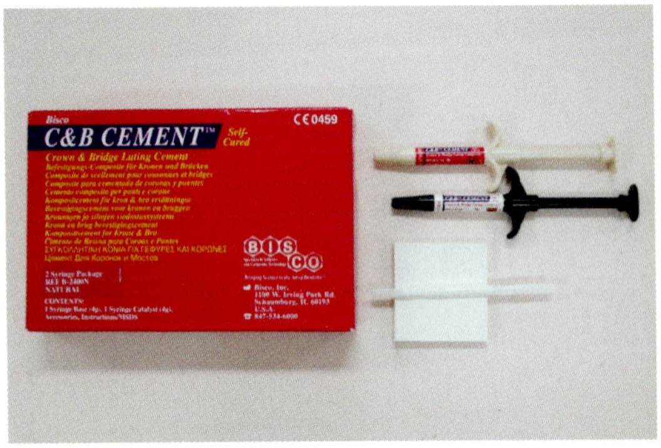

그림 2-2

1. 자가중합형 복합레진(그림 2-2)

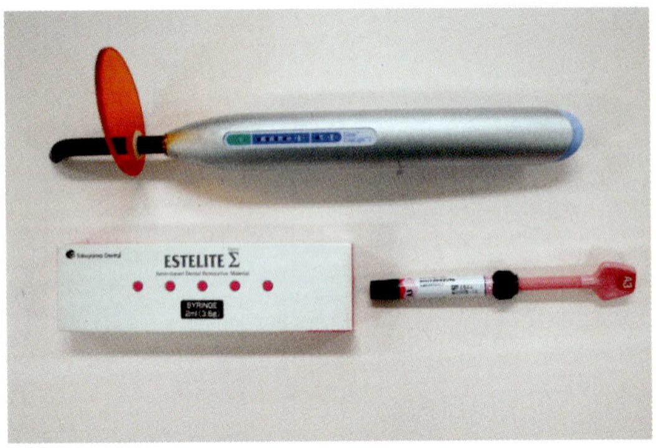

그림 2-3

2. 광중합형 복합레진(그림 2-3)

II. 경화시간 측정

⊙ 자가중합형 복합레진과 광중합형 복합레진의 경화시간에 차이점이 있는지 살펴보자.

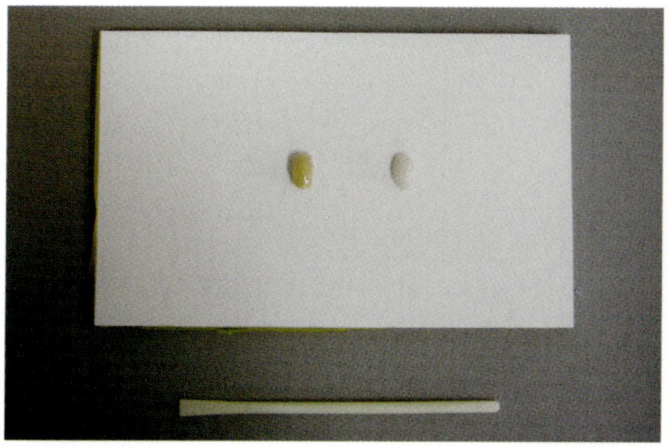
그림 2-4a

1. 자가중합형 복합레진의 경화시간을 측정한다.
   1) 혼합지에 자가중합형 복합레진을 동량으로 짠다(그림 2-4a).

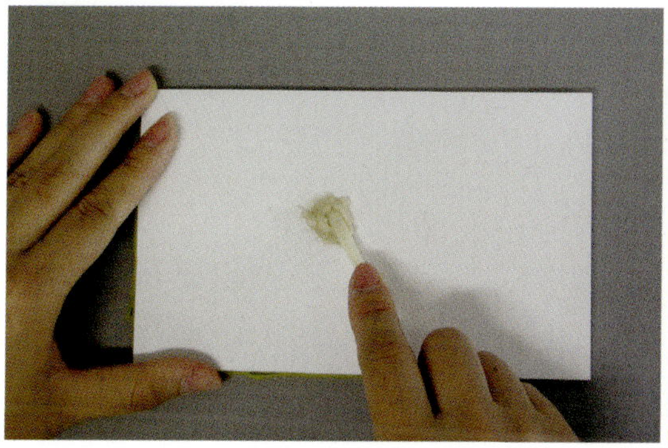
그림 2-4b

   2) 자가중합형 복합레진의 개시제와 촉진제를 30초간 골고루 혼합한다(그림 2-4b).

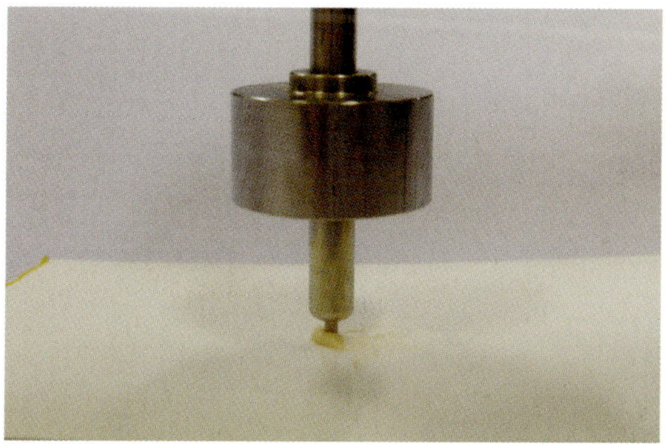
그림 2-4c

   3) 혼합 후 2초 간격으로 1/4 lb 길모어 니들을 직각으로 세워 경화시간을 측정한다(그림 2-4c).

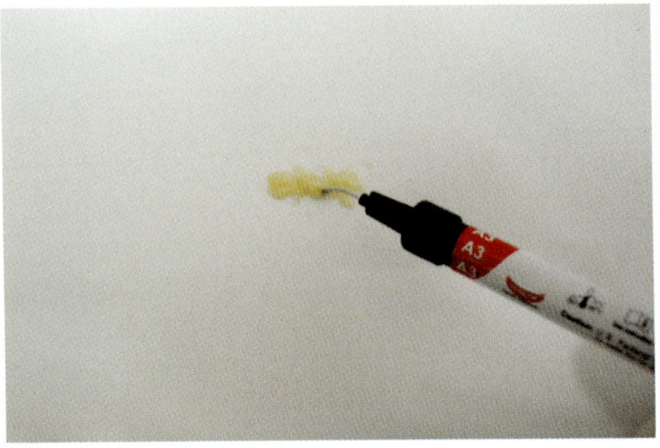

그림 2-5a

2. 광중합형 복합레진의 경화시간을 측정한다.
   1) 광중합형 복합레진을 혼합지 위에 적당량 짠다(그림 2-5a).

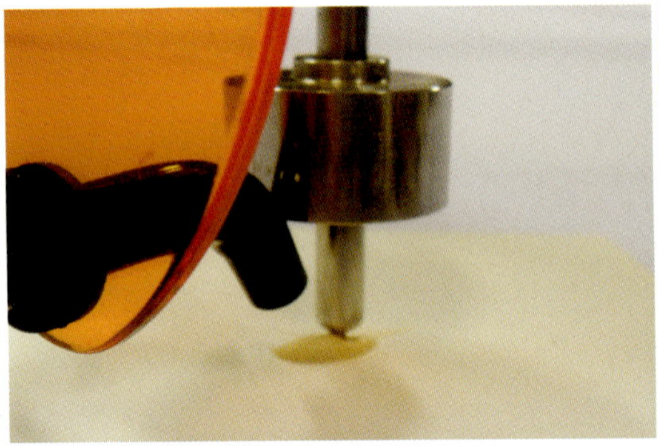
그림 2-5b

   2) 중합기를 이용하여 광조사 하는 동안 2초 간격으로 1/4 lb와 1 lb 길모어 니들을 직각으로 세워서 경화시간을 측정한다(그림 2-5b).

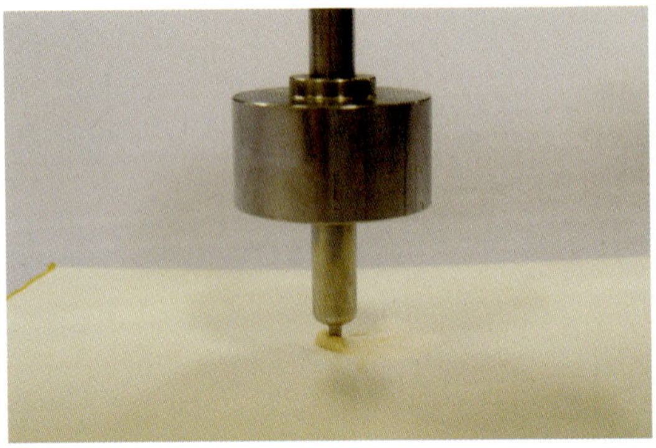
그림 2-5c

3. 레진의 종류에 따른 중합과정을 기록하고 차이점에 관하여 토론한다(그림 2-5c).

■ 경화시간 : 길모어 니들로 눌러보아 압흔이 생기지 않는 시간

III. 광중합 깊이 측정

⊙ 광중합형 복합레진의 중합길이를 측정해보자.

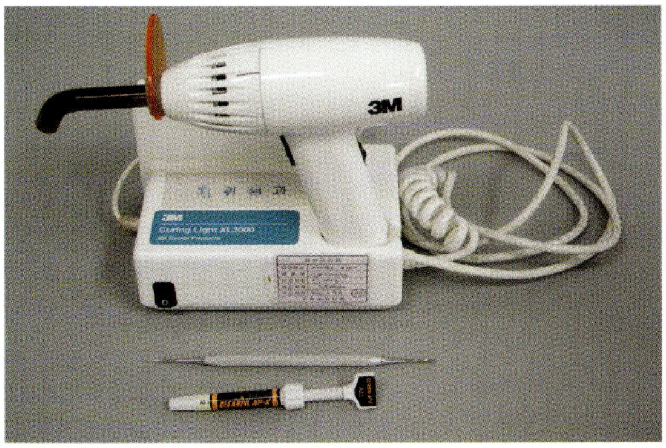

그림 2-6

1. 광중합기와 광중합형 복합레진을 준비한다(그림 2-6).

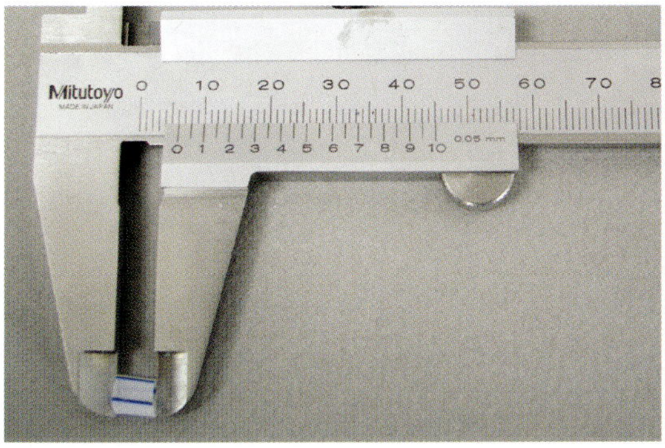

그림 2-7

2. 반투명 빨대(내경 5mm 이상)를 길이 6mm로 자른다(그림 2-7).

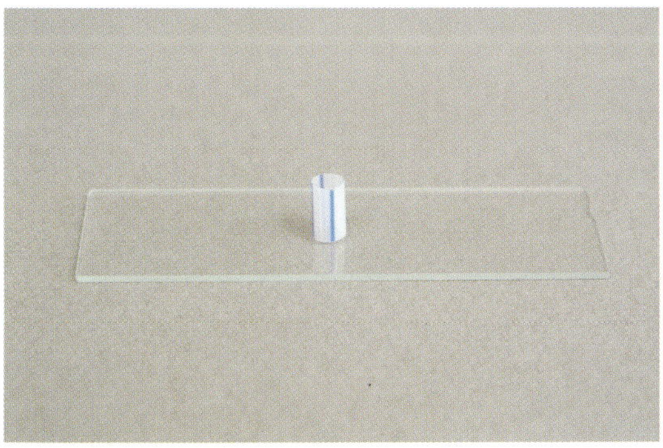

그림 2-8

3. 슬라이드 글라스를 테이블에 놓고, 그 위에 빨대를 세운다(그림 2-8).

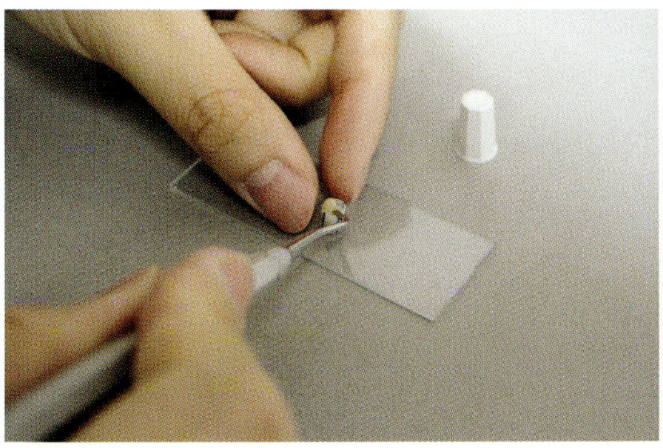

그림 2-9

4. 빨대 내면을 광중합형 복합레진으로 채운다(그림 2-9).

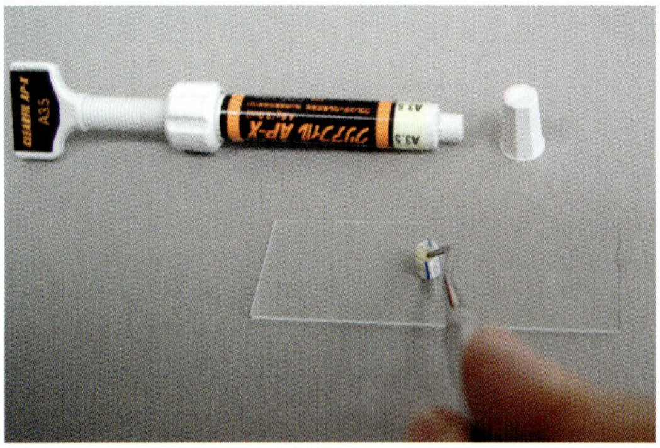

그림 2-10

5. 광중합형 복합레진이 잘 채워지도록 천천히 빨대 내면에 충분히 채운다(그림 2-10).

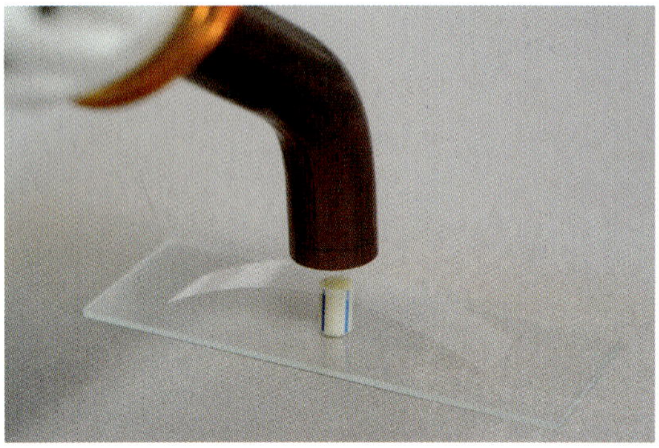

그림 2-11

6. 반투명 필름을 레진 위에 올려놓고 표면을 편평하게 만든 후 광조사 할 준비를 한다(그림 2-11).

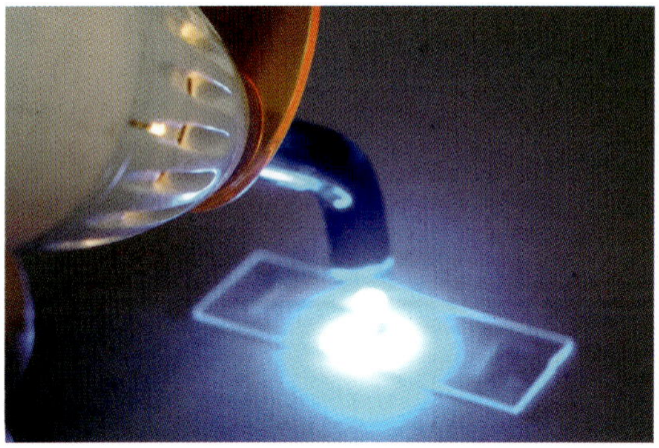

그림 2-12

7. 필름 위로 광중합기를 직각으로 조사하여 제조사가 제시한 중합시간으로 광중합시킨다(그림 2-12).

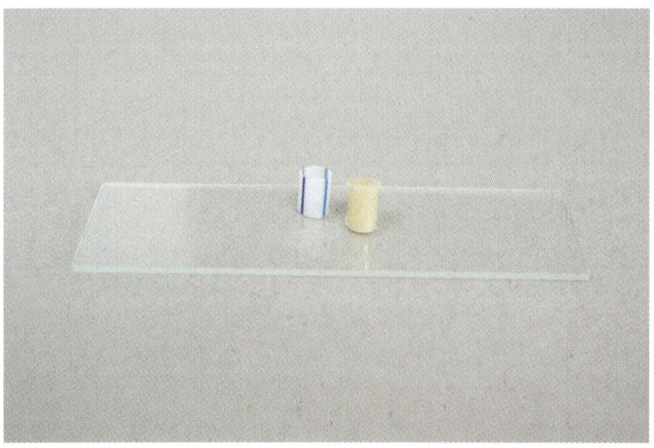

그림 2-13

8. 광중합이 끝나면 빨대에서 레진을 분리한다(그림 2-13).

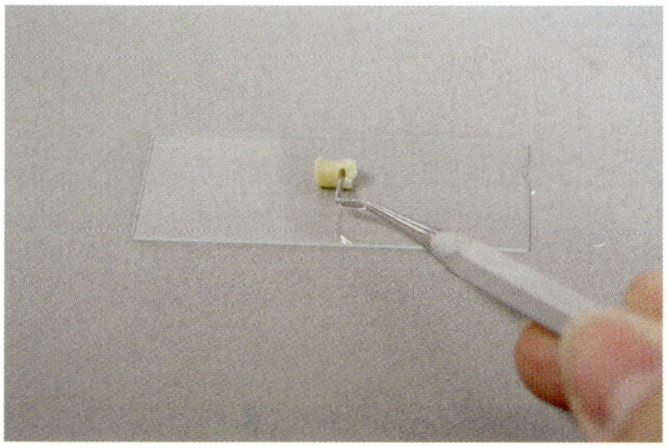
그림 2-14

9. 광중합기가 직접 조사되지 않았던 반대쪽 면을 칼이나 레진 어플리케이터를 이용하여 완전히 중합된 면까지 제거한다(그림 2-14).

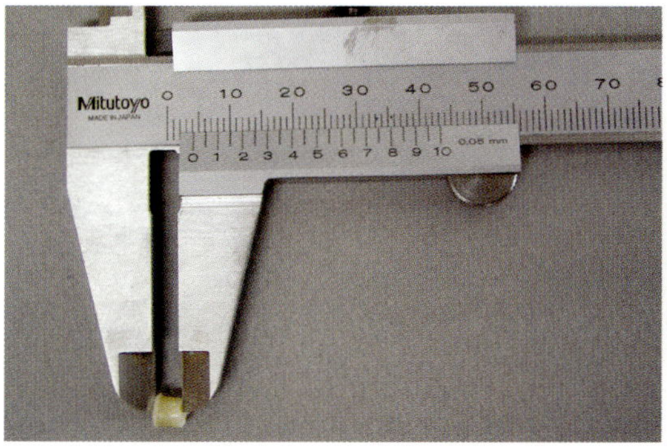

그림 2-15

10. 버니어 캘리퍼스를 이용하여 최종 중합된 레진의 두께를 재서, 중합의 깊이를 확인한후 실험 결과를 실습지에 정리한다(그림 2-15).

IV. 접촉각 및 착색 비교 실험

⊙ 자가중합형, 광중합형 복합레진, 글라스 아이오노머 수복재의 접촉각 및 착색양상을 비교해보자.

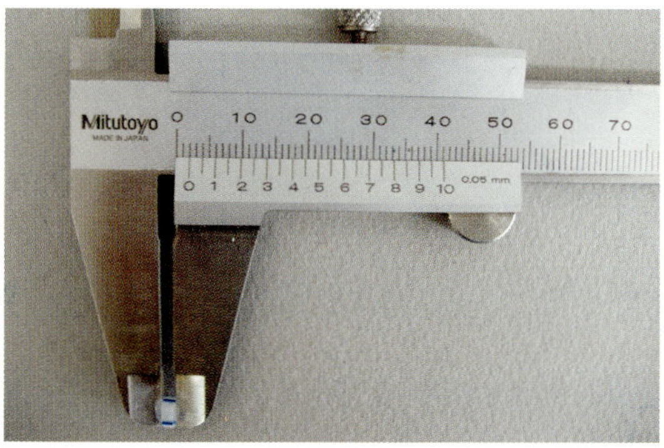

그림 2-16

1. 빨대(내경 5mm 이상)를 2mm 길이로 자른다(그림 2-16).

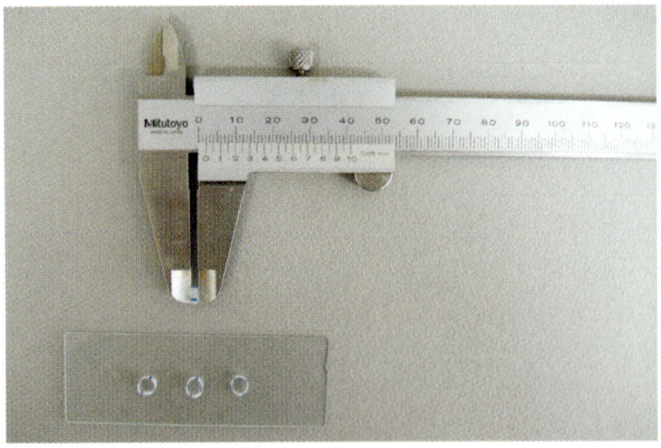

그림 2-17

2. 자가중합형 복합레진과 광중합형 복합레진, 글라스 아이오노머 수복재의 접촉각 및 착색양상을 비교하기 위해 같은 길이의 빨대를 3개 준비한다(그림 2-17).

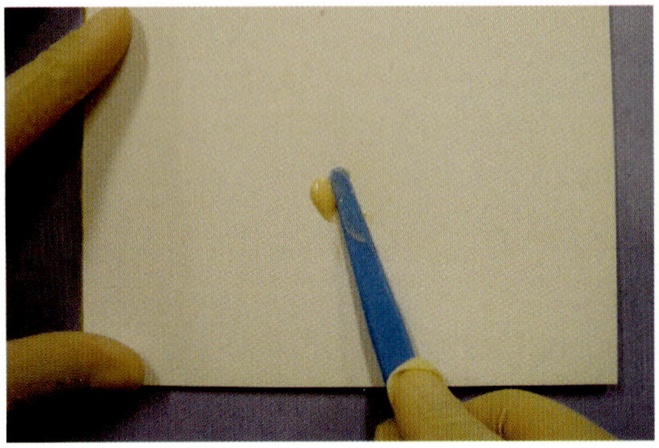

그림 2-18

3. 글라스 아이오노머 수복재를 플라스틱 스파튤라를 이용하여 혼합지에서 30초간 혼합한다(그림 2-18).

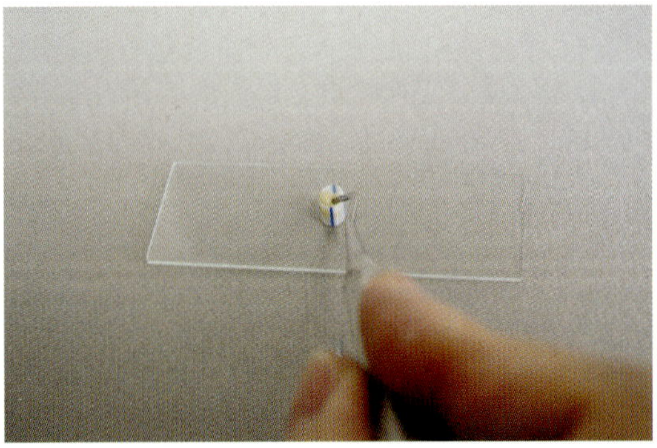

그림 2-19

4. 혼합한 글라스 아이오노머 수복재를 준비된 빨대에 채운다(그림 2-19).

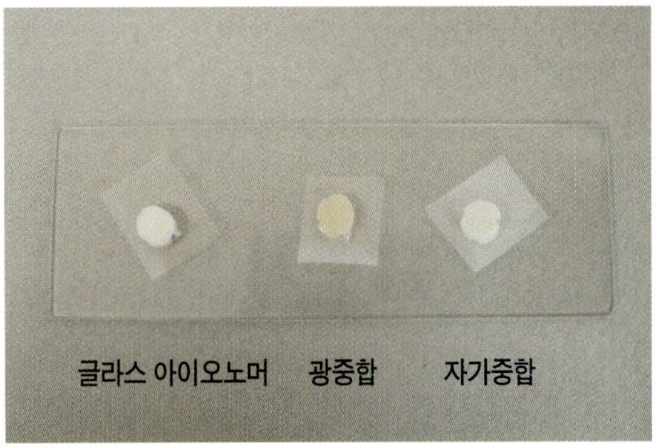

그림 2-20

5. 각각의 빨대에 글라스 아이오노머 수복재, 자가중합형 복합레진, 광중합형 복합레진을 채우고, 표면 위에 얇은 셀로판 테이프를 올려 놓고 표면을 편평하게 한다(그림 2-20).

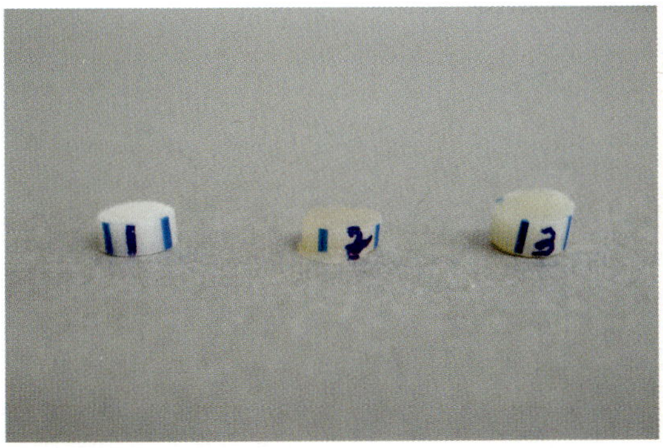
그림 2-21

6. 시편이 만들어지면 각각의 레진을 구별하기 쉽도록 종이와 빨대의 측면에 해당재료를 표기한다(그림 2-21).

7. 글라스 아이오노머와 복합레진의 표면 조직, 색깔, 불투명도를 비교한다.

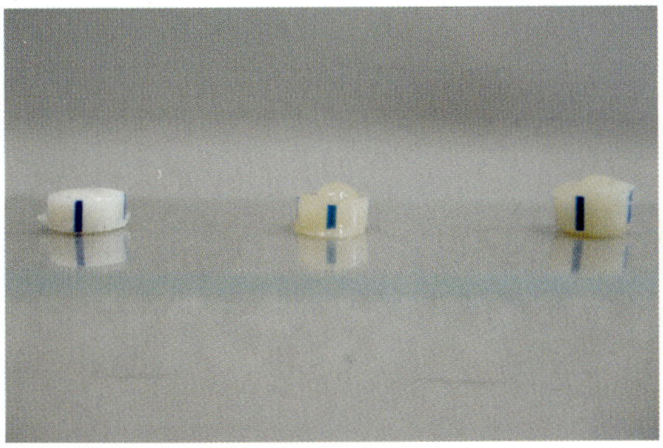
그림 2-22

8. 최종 경화된 자가중합형 복합레진, 광중합형 복합레진, 글라스 아이오노머 수복재 위에 물을 한 방울 떨어뜨린 후 표면에 형성된 물방울의 양상을 관찰하고, 접촉각의 차이점을 확인한다(그림 2-22).

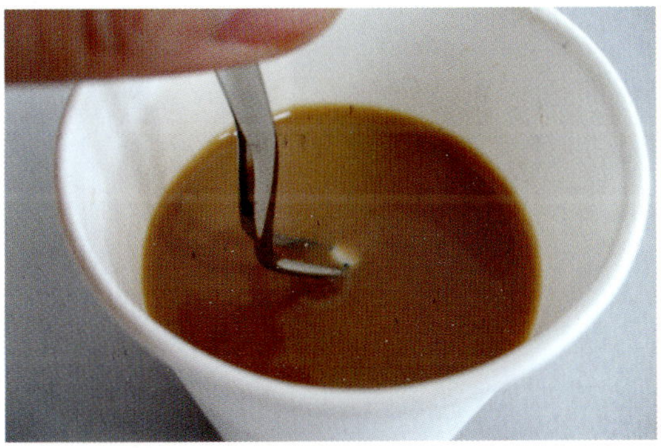
그림 2-23

9. 각 시편을 커피 물에 담가 1시간 후의 착색 변화를 확인한다(그림 2-23).

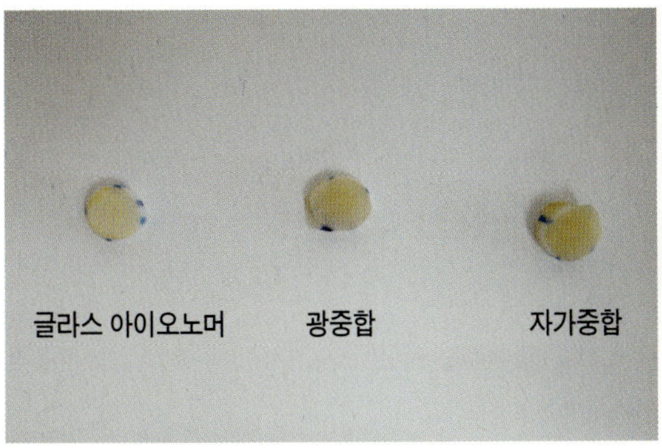

그림 2-24

10. 각 수복재를 커피 물에서 꺼내 착색정도를 비교한다(그림 2-24).

재료의 임상 적용

◈ 광중합형 복합레진이 와동이 형성된 치아모형에 충전되는 과정을 이해한다.

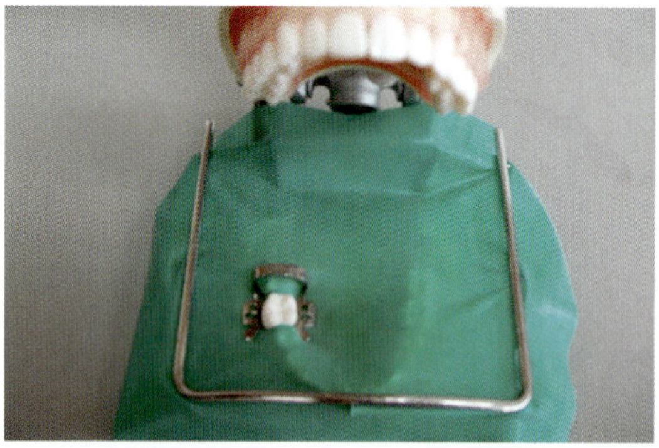

그림 2-25

1. 러버 댐을 이용하여 치아를 방습한다(그림 2-25).

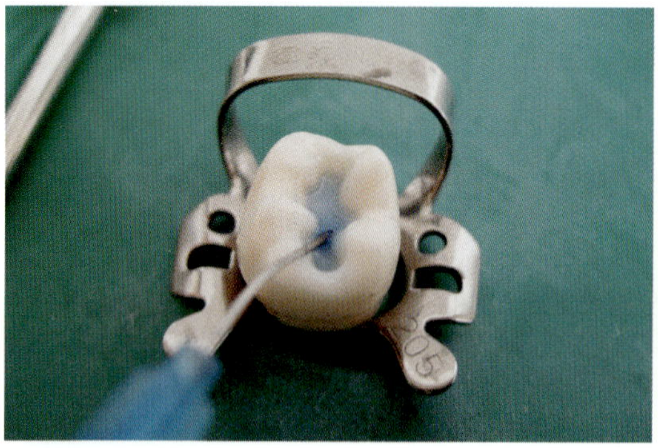

그림 2-26

2. 15~30초 동안 산 부식액을 치면에 도포한다(그림 2-26).

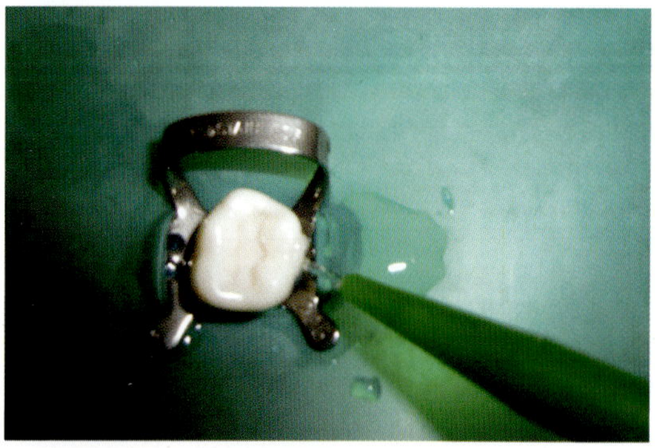

그림 2-27

3. 산 부식액을 깨끗이 세척한 후 건조한다(그림 2-27).

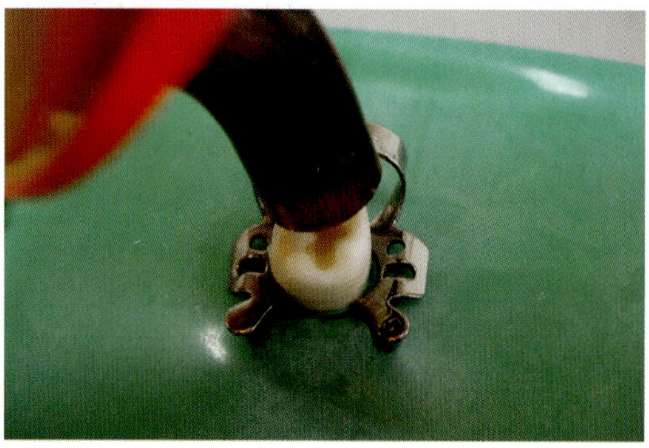

그림 2-28

4. 상아질 또는 법랑질 접착재를 도포하고 광조사한다(그림 2-28).

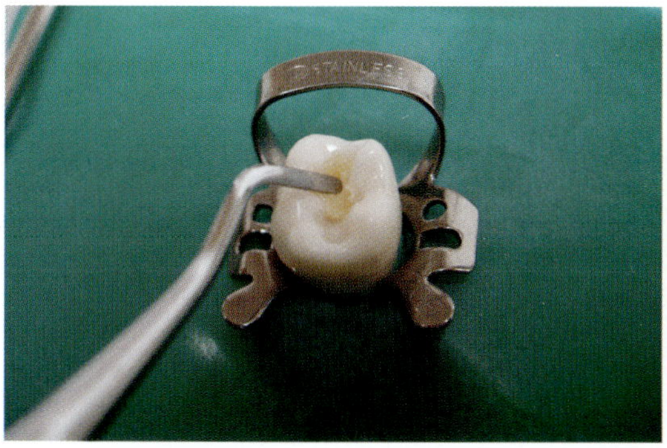
그림 2-29

5. 복합레진을 형성된 와동에 충전한다(그림 2-29).

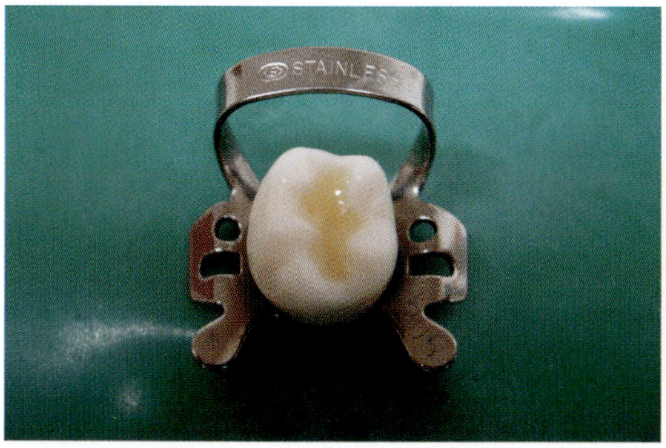
그림 2-30

6. 복합레진 충전이 완료된 치아모형 (그림 2-30)

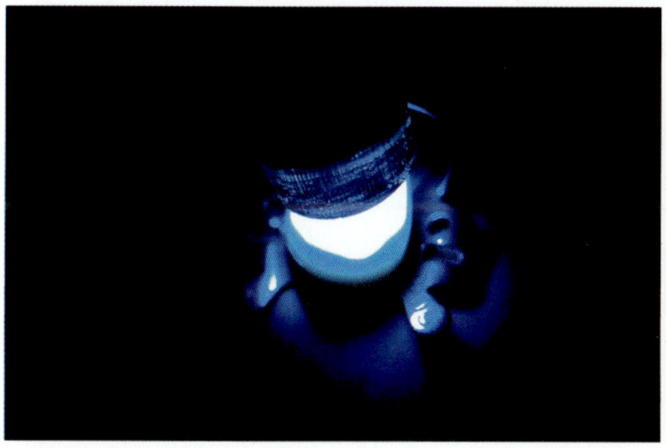
그림 2-31

7. 레진이 충전된 와동에 광중합기를 이용하여 레진을 중합한다(그림 2-31).

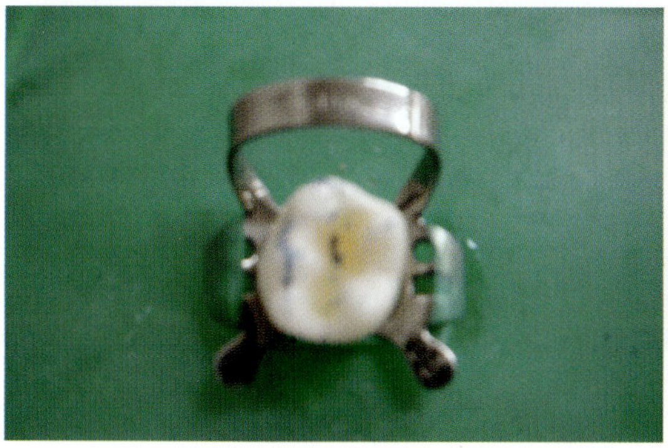
그림 2-32

8. 레진의 경화가 끝나면 교합 검사 및 연마를 실시한다(그림 2-32).

[자가중합형 복합레진] 제조사 지시사항 검토

제 품 명 :

제 조 사 :

제품번호 :

제품구성 :

제 조 일 :

유효기간 :

사용 목적

적응증 / 비적응증

사용 방법

보관 방법

주의 사항

[광중합형 복합레진] 제조사 지시사항 검토

제 품 명 :

제 조 사 :

제품번호 :

제품구성 :

제 조 일 :

유효기간 :

사용 목적

적응증 / 비적응증

사용 방법

보관 방법

주의 사항

치과재료학 실습 보고서

<table>
<tr><td colspan="2">평가점수 :</td></tr>
<tr><td colspan="2">년 월 일 이름 :</td></tr>
<tr><td>실습 제목</td><td></td></tr>
<tr><td>실습 내용</td><td></td></tr>
</table>

실습 결과	
고　　찰	

실습 3 수복재 2 - 치과용 아말감

치과용 아말감 (Dental amalgam)

실습목적

치과용 아말감 합금의 성질을 이해하고 조작법과 사용방법을 이해한다.

실습준비물

치과용 아말감 합금[정제형, 분말형(절삭형, 구상형, 혼합형)]		수은(mercury)
광학현미경	슬라이드 글라스	커버 글라스(cover glass)
아말감 조각도(amalgam carver)	아말감 혼합기(amalgamator)	아말감 충전기(amalgam condenser)
아말감 캐리어(amalgam carrier)	압착천(squeezing cloth)	아말감 수거통(폐기통)
아말감 버니셔(amalgam burnisher)	러버 댐 시트(rubber dam sheet)	거즈
1급 와동(O cavity) 치아모형(dentiform)		

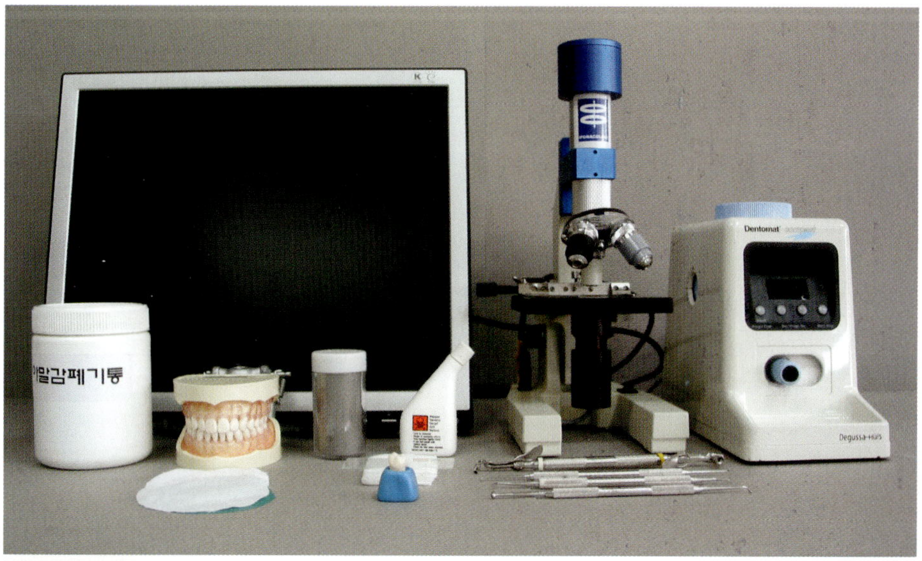

그림 3-1

재료의 기초 실습

I. 치과재료의 검사

◉ 치과용 아말감 합금에 대한 규격을 제조사의 지시사항을 검토하여 기록한다.

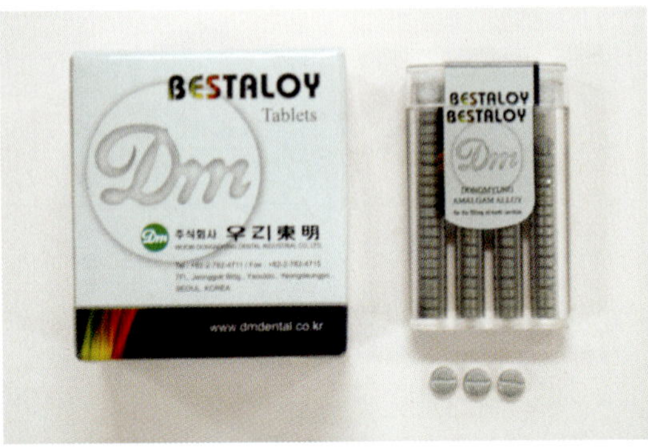

그림 3-2

1. 정제형(tablet type) 치과용 아말감
   (그림 3-2)

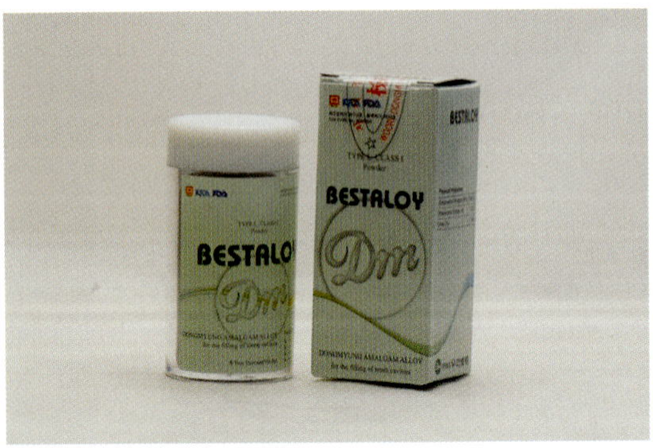

그림 3-3

2. 분말형(powder type) 치과용 아말감
   (그림 3-3)

II. 아말감 합금 입자의 현미경 관찰

⦿ 현미경으로 아말감 합금의 입자를 관찰한 후 유형을 판정해보자.

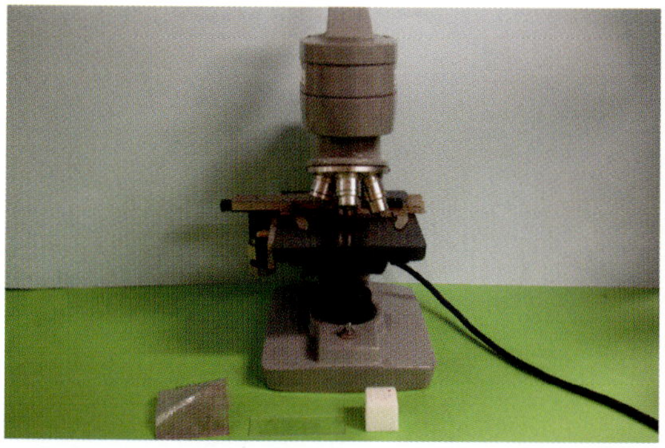
그림 3-4

1. 치과용 아말감 합금 분말을 준비한 후 슬라이드 글라스 위에 입자들이 서로 뭉쳐지지 않도록 골고루 잘 뿌린다.
   현미경으로 아말감 입자(100배 입자)의 모양을 관찰한다(그림 3-4).

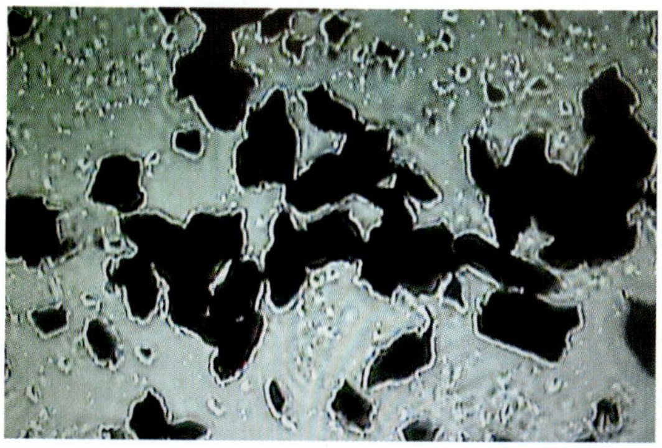
그림 3-5

2. 절삭형 아말감 합금의 분말을 현미경으로 관찰하여 유형을 판정한다(그림 3-5).

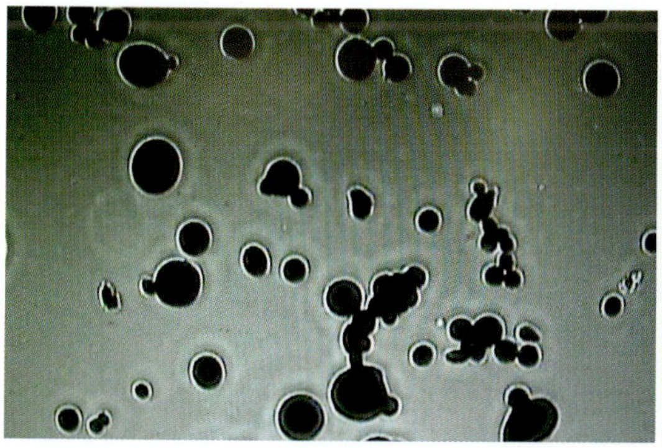
그림 3-6

3. 구상형 아말감 합금의 분말을 현미경으로 관찰하여 유형을 판정한다(그림 3-6).

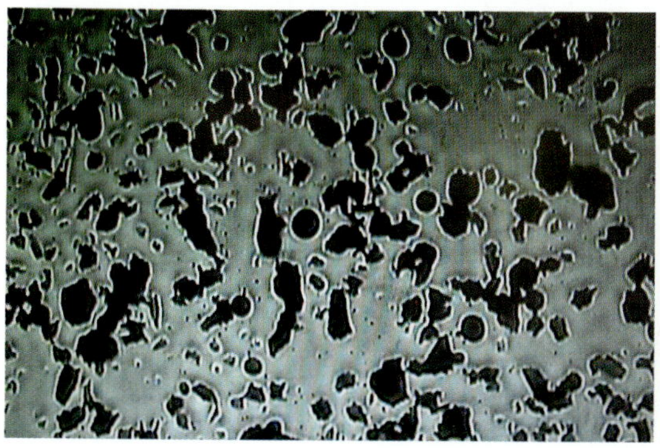
그림 3-7

4. 혼합형 아말감 합금의 분말을 현미경으로 관찰하여 유형을 판정한다(그림 3-7).

III. 조각시간 측정 및 비교

◉ 구상형 아말감과 혼합형 아말감을 응축하여 조각시간 및 응축양상을 비교해보자.
◉ 수은의 양을 달리하여 작업시간을 비교해보자.

※ 실습조건
- 혼합시간 : 20초, 30초
- 혼합비(수은의 비) : 1:1, 1:2

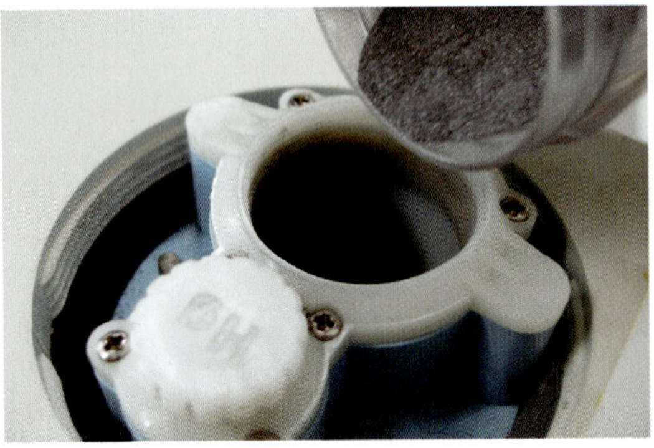
그림 3-8

1. 혼합기 상단의 alloy 뚜껑을 열고 아말감 합금분말을 용기에 채워 넣는다(그림 3-8).

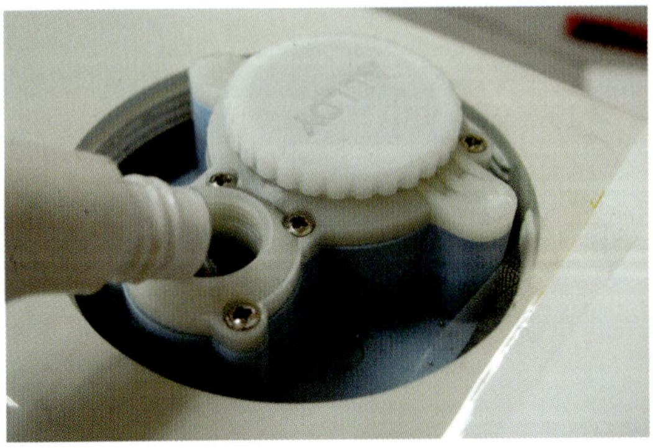
그림 3-9

2. 혼합기 상단의 Hg 뚜껑을 열고 수은을 용기에 채워 넣는다(그림 3-9).

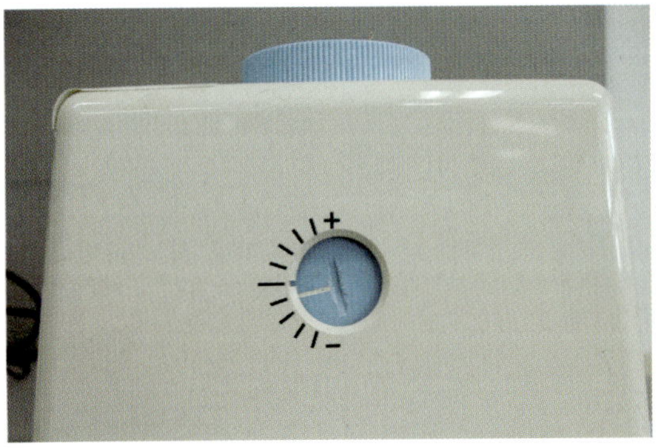
그림 3-10

3. 합금의 종류에 따라 수은의 양을 적절하게 조정한다(그림 3-10).

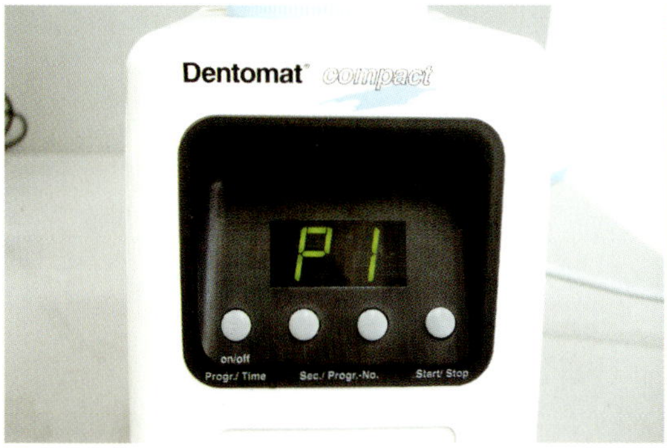

그림 3-11

4. 아말감 혼합기에 혼합할 시간이 입력되어 있는 프로그램을 맞춘다(그림 3-11).

   교합면에 와동이 형성된 모형에 혼합시간(정상혼합 20초, 과혼합 30초)을 달리하여, 구상형 아말감과 혼합형 아말감을 응축하여 조각시간 및 응축양상을 비교한다. 시작 버튼을 누름과 동시에 레버를 돌려 연화한다.

   - **구상형 아말감(조각시간, 응축양상)**
   - **절삭형 아말감(조각시간, 응축양상)**

   고동아말감과 수은의 비를 1:1과 1:2로 달리 혼합하여 작업시간을 측정한다.

   - **1:1 혼합** • **1:2 혼합**

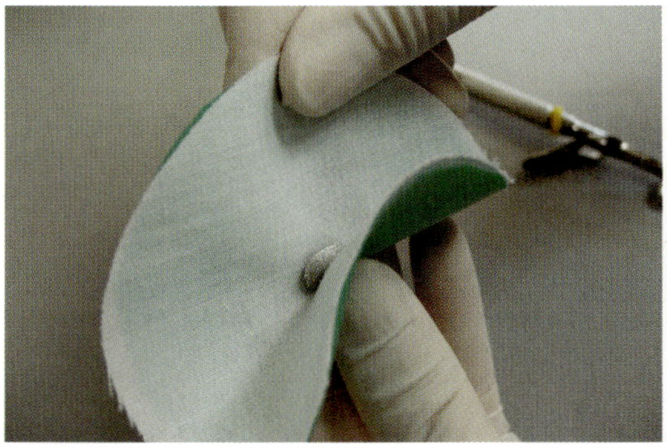

그림 3-12

5. 연화된 아말감을 멀링(mulling, 골고루 뭉치기)한다(그림 3-12).

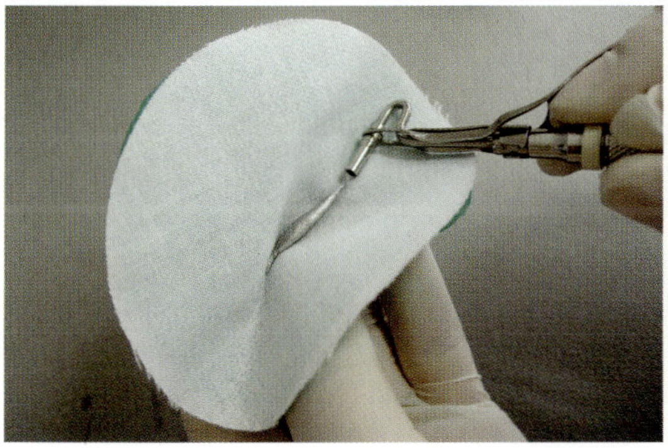

그림 3-13

6. 연화된 아말감을 캐리어(carrier)에 채운 후, 교합면 와동이 형성된 모형으로 이동한다(그림 3-13).

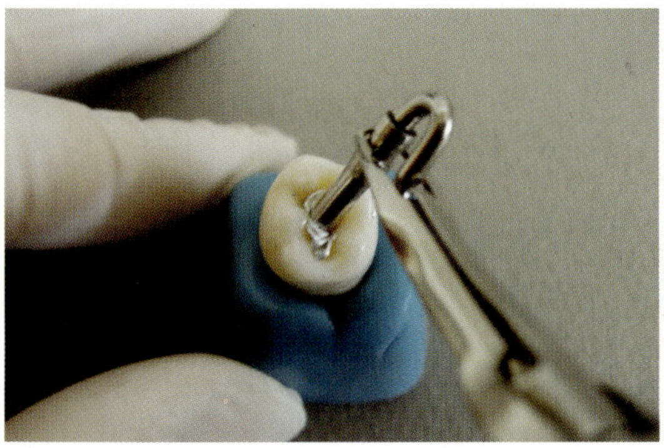

그림 3-14

7. 교합면 와동이 형성된 레진 모형에 아말감을 충전한다(그림 3-14).

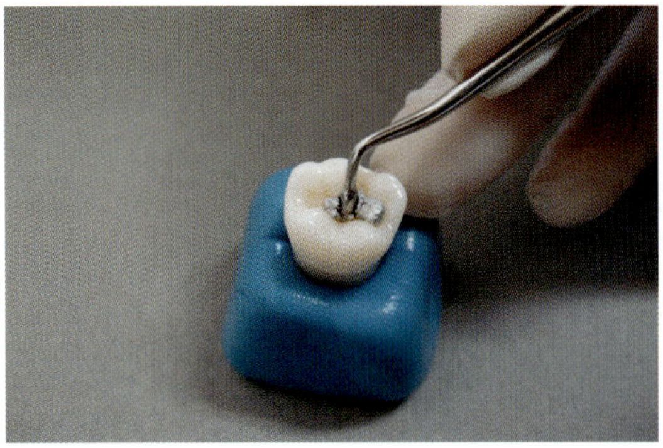
그림 3-15

8. 와동 내로 아말감을 채운 후 충전기(condenser)로 충전한다(그림 3-15).

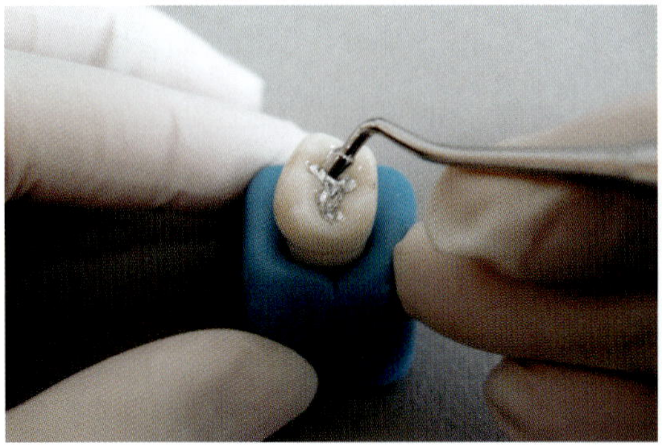
그림 3-16

9. 와동 내에 아말감이 가득 채워지도록 잘 다져 넣는다(그림 3-16).

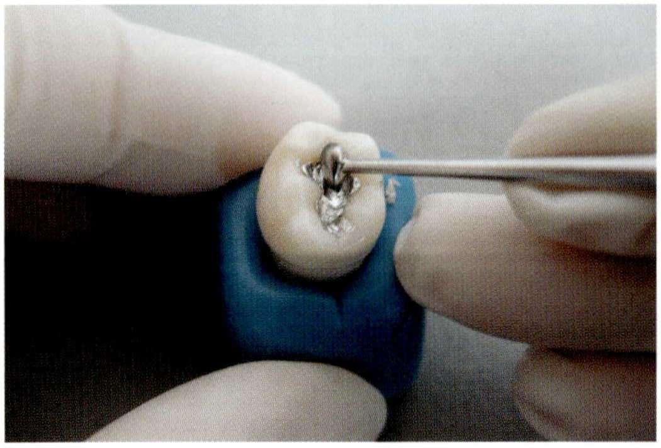
그림 3-17

10. 아말감 버니셔(amalgam burnisher)를 이용하여 아말감 표면을 부드럽게 문질러준다(그림 3-17).

11. 아말감 조각도(amalgam carver)를 이용하여 작업시간을 측정한다. 충전을 완료한다. 5초 간격으로 아말감을 한 겹씩 얇게 벗겨낸다. 더 이상 벗겨지지 않을 때까지의 시간을 측정한다(그림 3-18).

[주의] 조금씩 가루의 형태로 나오는 것은 경화된 것이며, 얇게 벗겨지는 단계까지만 측정한다.

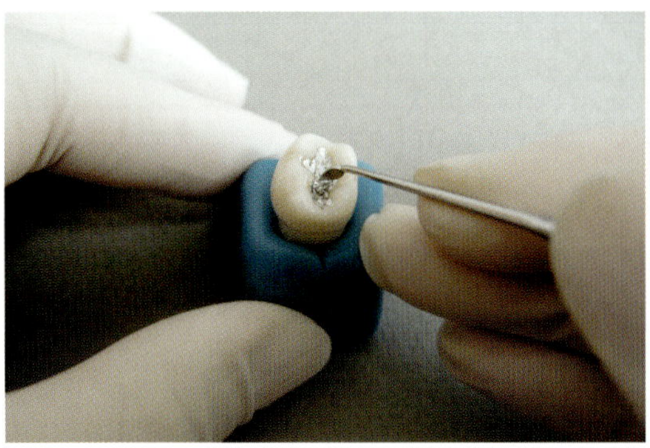
그림 3-18

12. 앞서 실험했던 복합레진의 경화시간과 비교한다. 아말감, 복합레진과 같은 대체수복재의 장 · 단점을 비교해본다.

재료의 임상 적용

◈ 아말감이 와동이 형성된 치아모형에 충전되는 과정을 이해한다.

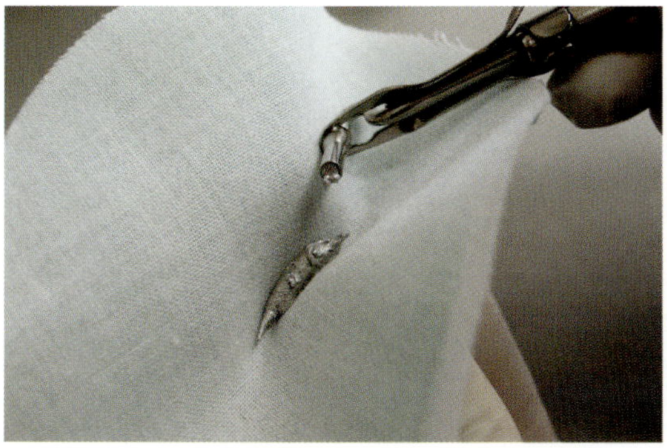

그림 3-19

1. 아말감 혼합기를 이용하여, 수은과 아말감 합금을 혼합한다.
   압착천(squeezing cloth)을 이용하여 여분의 수은을 짜낸 후, 아말감을 캐리어(carrier)에 담는다(그림 3-19).

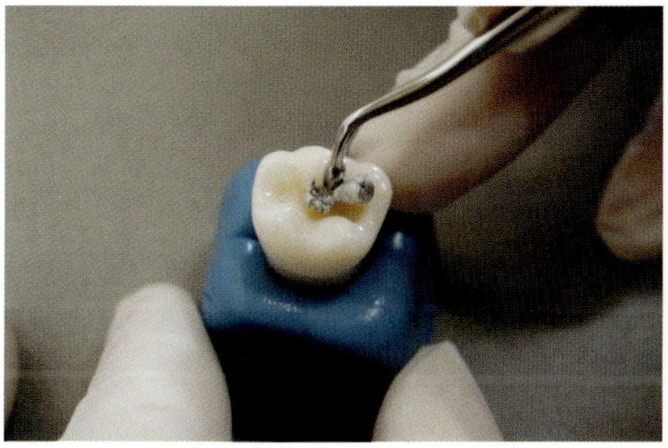

그림 3-20

2. 아말감 캐리어를 이용하여 아말감을 와동에 채운 후, 아말감 충전기로 충전한다(그림 3-20).

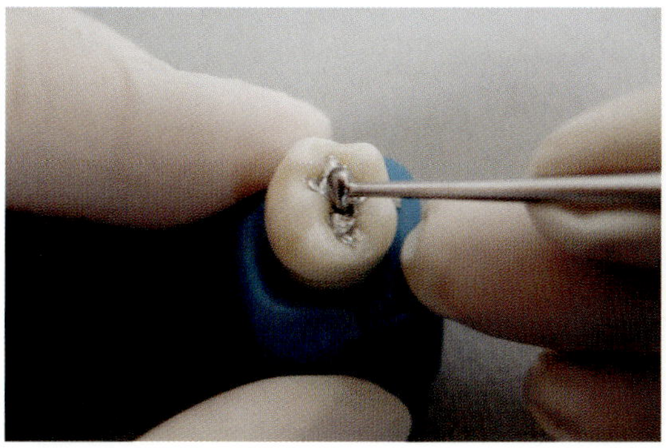

그림 3-21

3. 충전이 끝난 충전물 부위를 아말감 버니셔로 와동 중심에서 변연부를 향해 버니싱한다(그림 3-21).

4. 아말감 조각도로 아말감 표면을 치아의 해부학적 및 기능적 형태로 조각한다.

5. 여분의 아말감은 따로 모아 폐기 처리한다.

[아말감 합금 정제형] 제조사 지시사항 검토

제 품 명 :	제 조 사 :
제품번호 :	제품구성 :
제 조 일 :	유효기간 :

사용 목적

제품 특징

사용 방법

보관 방법

주의 사항

[아말감 합금 분말형] 제조사 지시사항 검토

제 품 명 :

제 조 사 :

제품번호 :

제품구성 :

제 조 일 :

유효기간 :

사용 목적

제품 특징

사용 방법

보관 방법

주의 사항

치과재료학 실습 보고서

평가점수 :	
년 월 일	이 름 :
실습 제목	
실습 내용	

실습 결과	
고 찰	

실습 4 인상재 1 – 알지네이트 인상재

알지네이트 인상재 (Alginate impression materials)

실습목적

알지네이트 인상재의 물리적 성질과 임상적용 방법을 익힌다.

실습준비물

알지네이트 인상재(alginate impression material)		인상용 트레이(impression tray)
인레이 주조용 링	스파튤라	러버 볼(rubber bowl)
온도계	보통석고	전자저울
소독액	메스 실린더	진동기(vibrator)
초시계	트레이 고정대(tray stand)	1/4 lb 길모어 니들
30℃, 실온의 물, 15℃의 물과 비이커(300ml)		

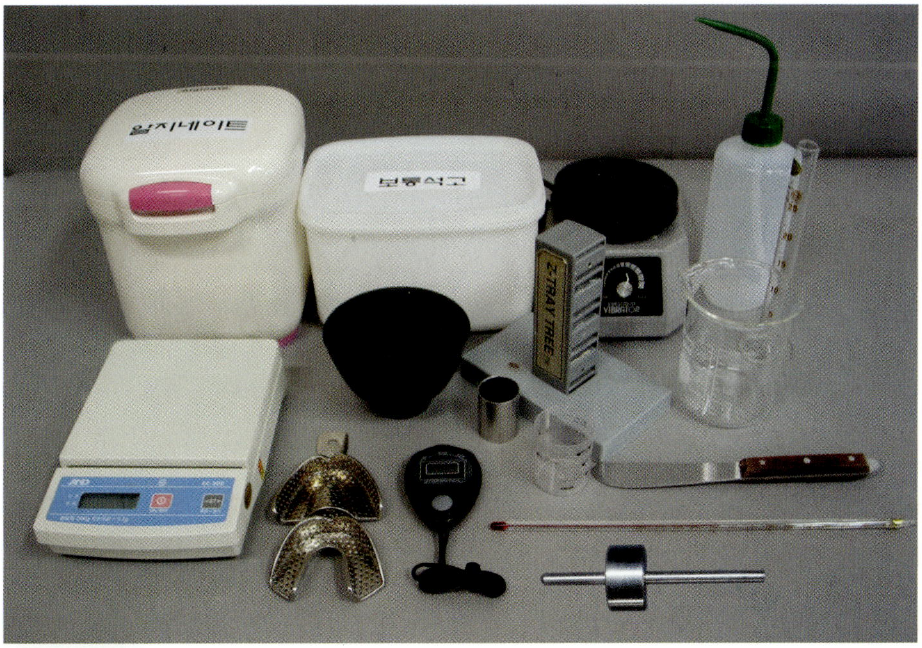

그림 4-1

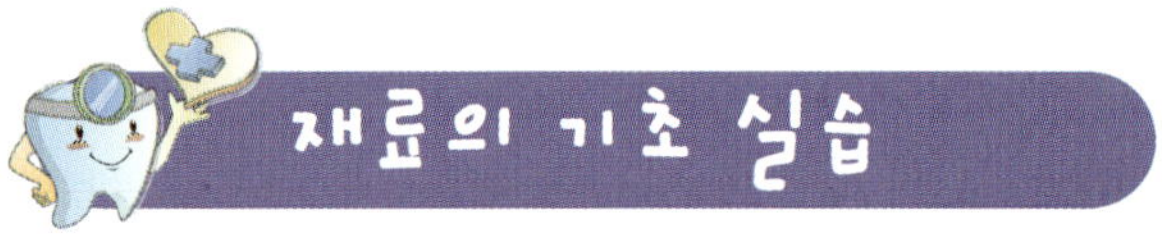

I. 치과재료의 검사

⊙ 치과용 알지네이트에 대한 제조사의 지시사항을 검토하여 기록한다.

II. 적합도 검사

⊙ 적합도의 차이에 따른 팽창, 수축 등의 변화가 있는지 살펴보자.

※ 실습조건
- 즉시
- 물에 1시간 보관 후
- 공기중에 1시간 보관 후
- 100% 상대습도하에 보관 후

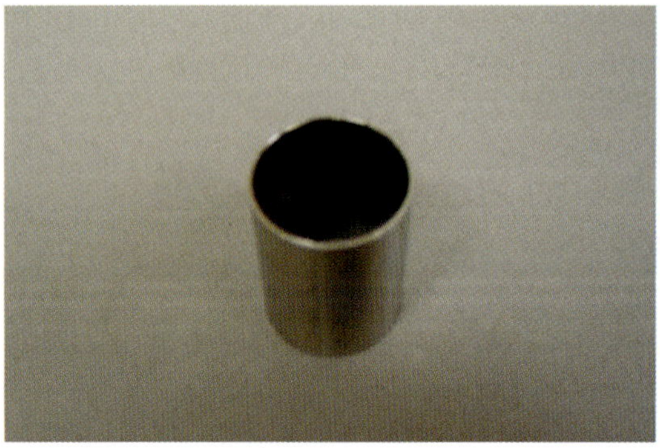
그림 4-2

1. 알지네이트의 적합도를 검사하기 위해 인레이 주조용 링을 준비한다(그림 4-2).

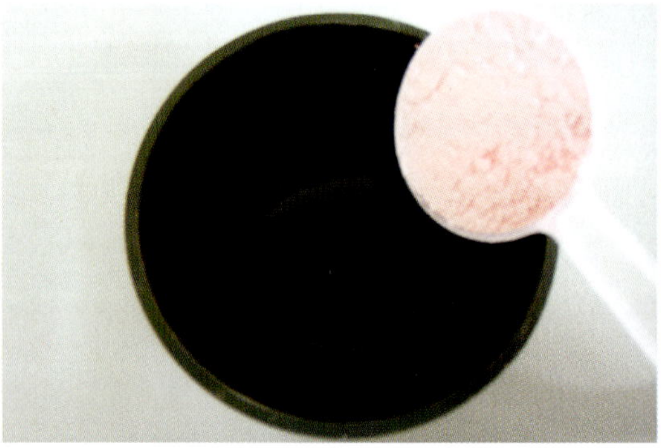
그림 4-3

2. 러버 볼(rubber bowl)에 제품별 제시된 물을 계량하여 부은 후 알지네이트 분말을 계량하여 담는다(그림 4-3).

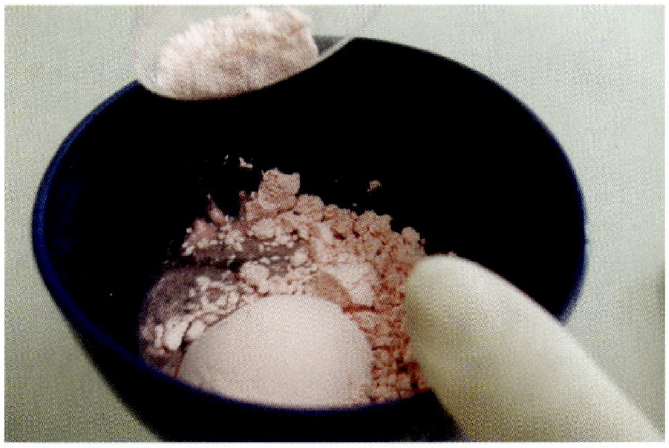

그림 4-4

3. 인레이 주조용 링의 크기에 따라 알지네이트 분말을 1스푼이나 2스푼 넣는다(그림 4-4).

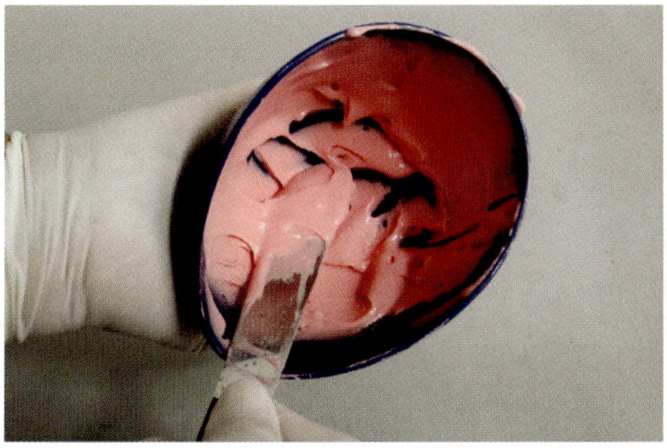

그림 4-5

4. 30초간 힘차게 혼합한다(그림 4-5).

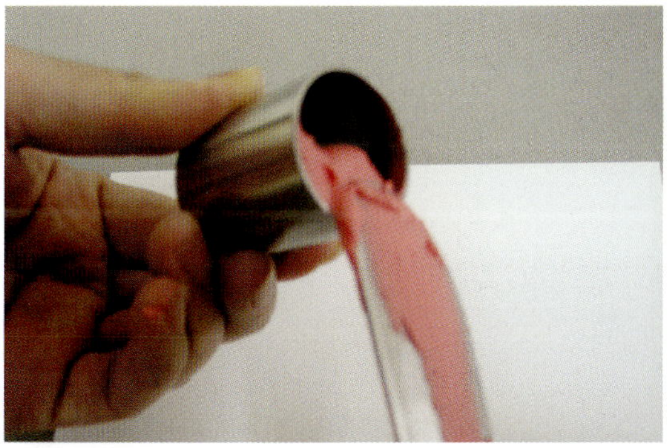

그림 4-6

5. 혼합된 알지네이트 인상재를 인레이 주조용 링에 담는다(그림 4-6).

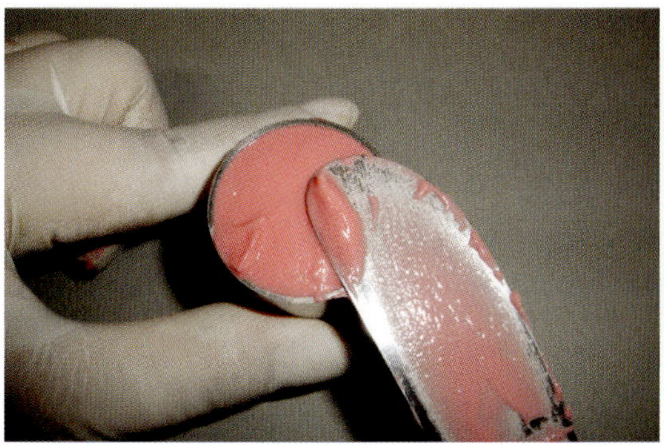

그림 4-7

6. 바닥에 인레이 주조용 링을 내려놓고 알지네이트를 고르게 담고, 표면이 편평하도록 잘 다듬는다(그림 4-7).

7. 알지네이트 인상재가 경화된 후, 인레이 주조용 링에서 알지네이트 인상재를 제거하고 주조용 링 안에 있던 원통형의 알지네이트를 4가지 실습조건에 따라 적합도를 측정한다.

   1) 인레이 주조용 링에서 빼자마자 다시 주조용 링에 끼워 적합도를 판정한다(그림 4-8a).
   2) 알지네이트 시편을 공기에 1시간 정도 보관 후 주조용 링에 끼워 적합도를 판정한다(그림 4-8b).

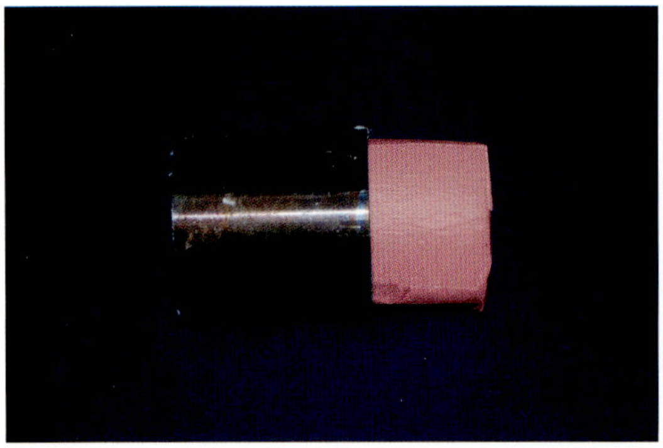
그림 4-8a

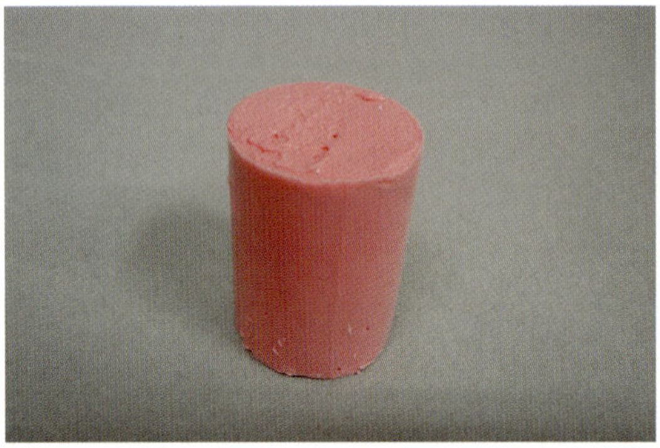
그림 4-8b

   3) 알지네이트 시편을 물에 1시간정도 보관 후 주조용 링에 끼워 적합도를 판정한다(그림 4-8c).

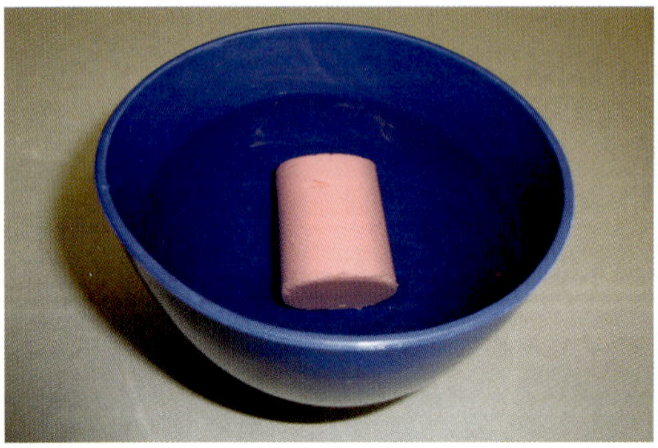
그림 4-8c

   4) 알지네이트 시편을 100%의 상대습도 용기에 보관 후 주조용 링에 끼워 적합도를 판정한다(그림 4-8d).
   [주의] 물과 직접적으로 접촉하지 않고 통 안의 습도가 100%가 되도록 한다.

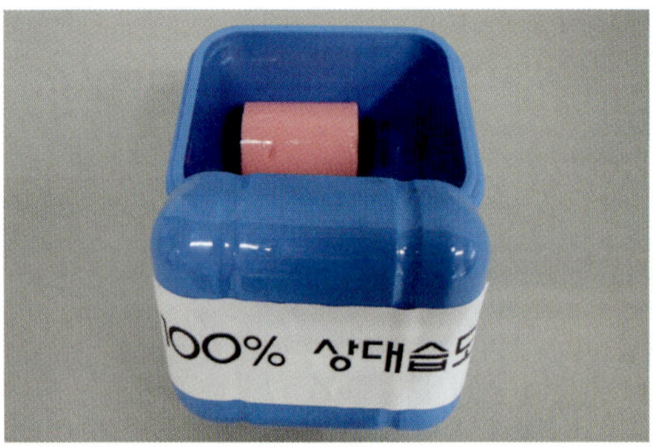
그림 4-8d

8. 적합도가 좋고 나쁨에 따라 팽창, 수축의 변화가 있는지 기록한다.

III. 경화시간에 미치는 요인 검사

⊙ 혼합시간이 알지네이트 인상재의 경화시간에 영향을 미치는가?

※ 실습조건
- 30초간 혼합
- 60초간 혼합

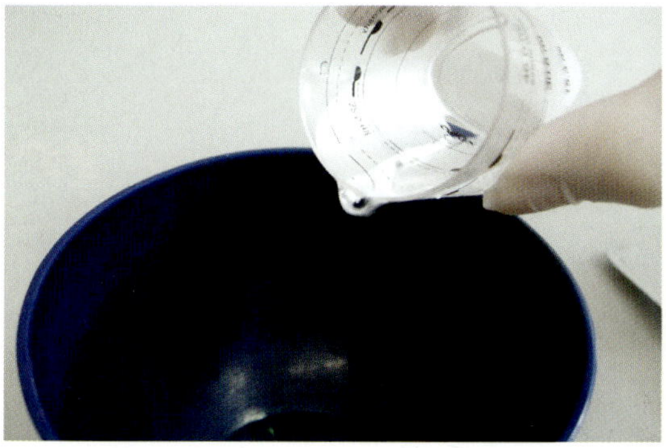

그림 4-9a

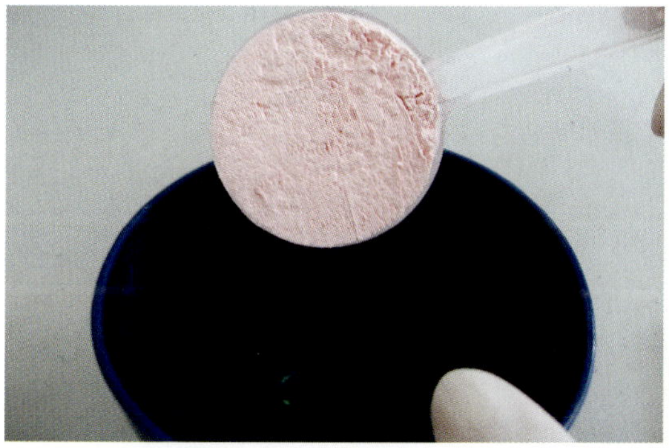

그림 4-9b

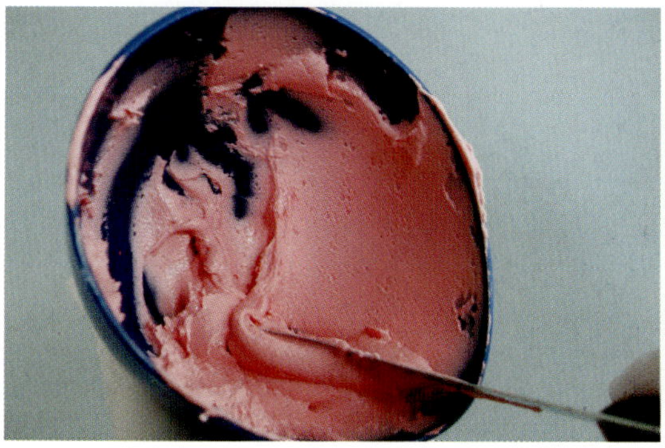

그림 4-9c

1. 혼합시간이 알지네이트의 경화시간에 미치는 요인을 검사한다.
   1) 알지네이트와 물을 준비하고 30초간 혼합한다(그림 4-9a, b, c).
   2) 알지네이트와 물을 준비하고 60초간 혼합한다.

2. 1/4 lb 길모어 니들을 이용하여 작업시간과 경화시간을 측정하고 비교한다(그림 4-10a, b, c).

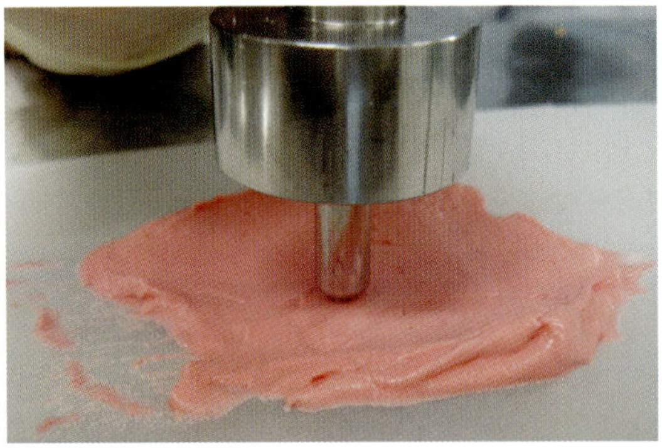
그림 4-10a

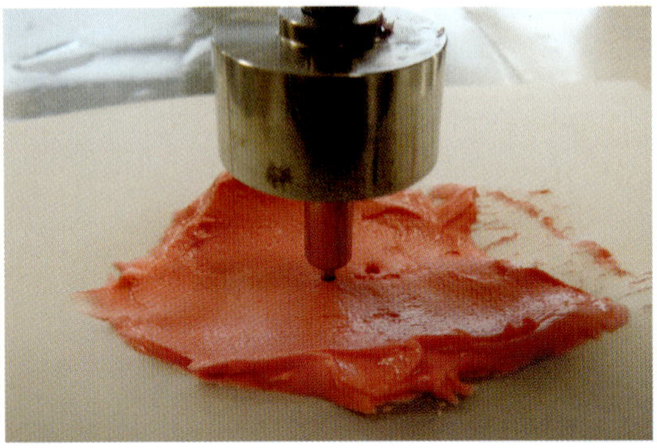
그림 4-10b

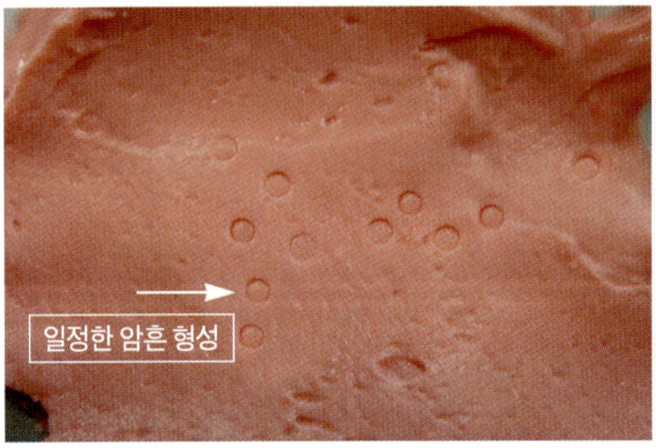

그림 4-10c

■ 경화시간 측정 : 1/4 lb 길모어 니들을 올려놓았을 때 침이 통과하지 못하거나 재료가 묻어나지 않으며 일정한 압흔을 형성할 때까지 측정한다.
■ 작업시간 : 혼합시작부터 경화되기 전까지의 시간을 말하며, 1/4 lb 길모어 니들의 침이 인상재를 통과하지 못하거나 묻어나지 않는 시간.
■ 경화시간 : 혼합시작부터 인상체를 제거하기에 필요한 탄성을 획득한 시간을 말하며, 1/4 lb 길모어 니들의 끝이 일정한 침 자국이 형성될 때까지의 시간.

⊙ 혼합수의 온도가 알지네이트 인상재의 경화시간에 영향을 미치는가?

※ 실습조건

- 30℃의 물
- 15℃의 물
- 실온의 물

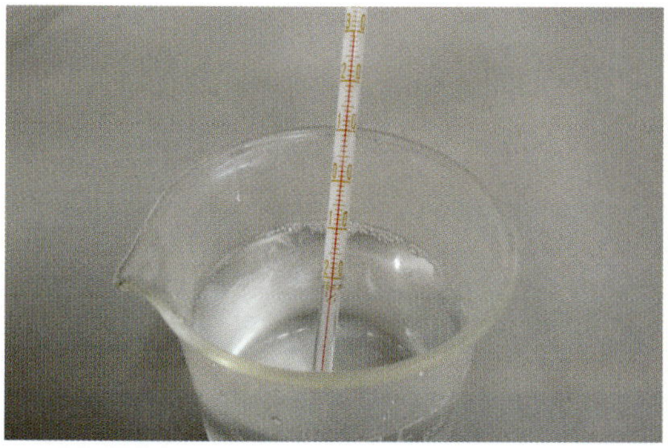

그림 4-11a

1. 온도가 알지네이트 경화시간에 미치는 요인을 검사한다.
   1) 알지네이트와 30℃의 물을 준비하고 30초간 혼합한다(그림 4-11a).

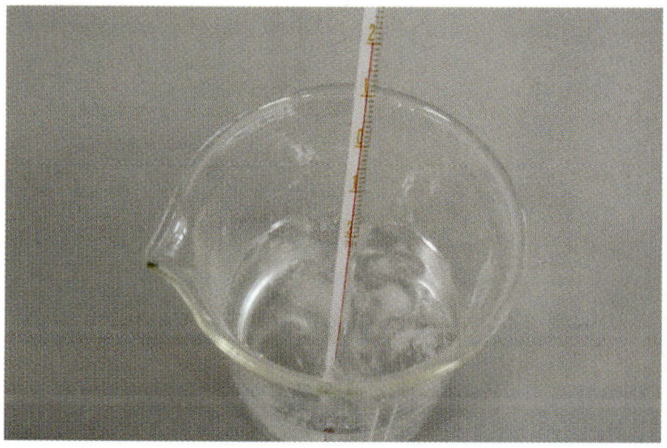

그림 4-11b

   2) 알지네이트와 실온의 물을 준비하고 30초간 혼합한다(그림 4-11b).

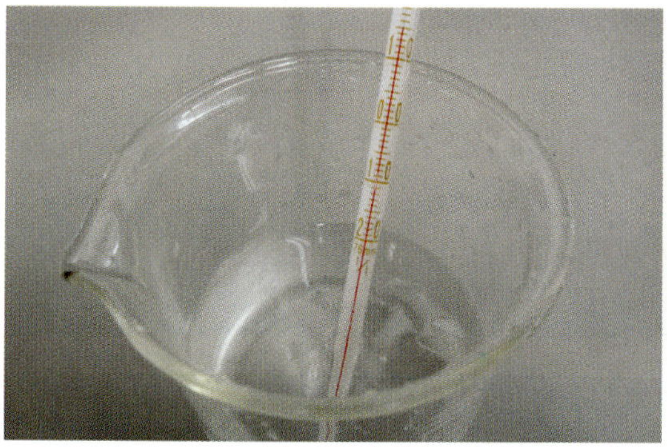

그림 4-11c

   3) 알지네이트와 15℃의 물을 준비하고 30초간 혼합한다(그림 4-11c).

   4) 각각의 경화시간을 확인하여 기록을 비교한다.

IV. 접촉각 측정

⊙ 알지네이트 인상재 표면의 접촉각을 이용하여 친수성인지 소수성인지 살펴보자.

1. 실온의 물로 30초간 혼합하여 인레이 주조용 링 안에 알지네이트를 채워 시편을 만든다.

2. 시편표면에 물을 한 방울 떨어뜨려 접촉각을 육안으로 확인하여 친수성인지 소수성인지를 접촉각 측정한다(그림 4-12a, b).

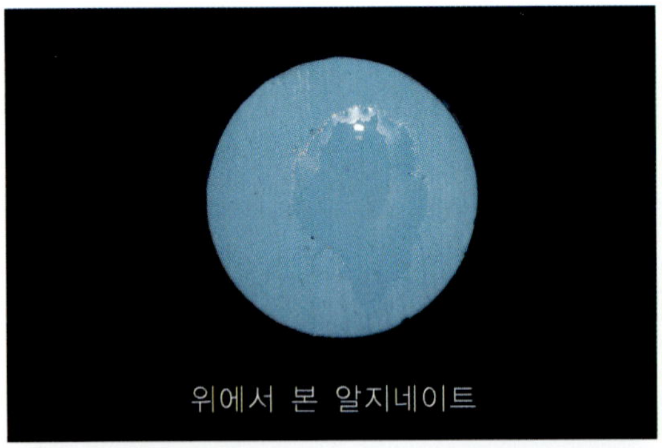

그림 4-12a

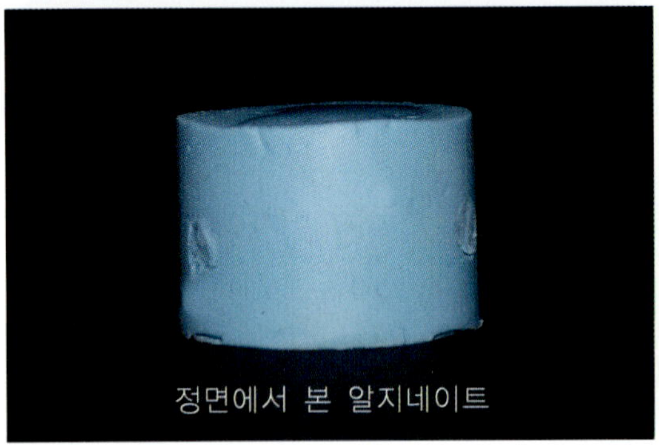

그림 4-12b

3. 그림으로 접촉각 상태를 잘 기록해놓고 확인한다(그림 4-12c, d).

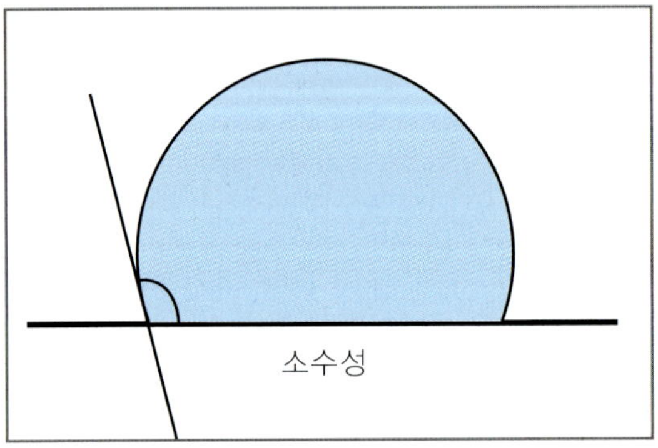

그림 4-12c

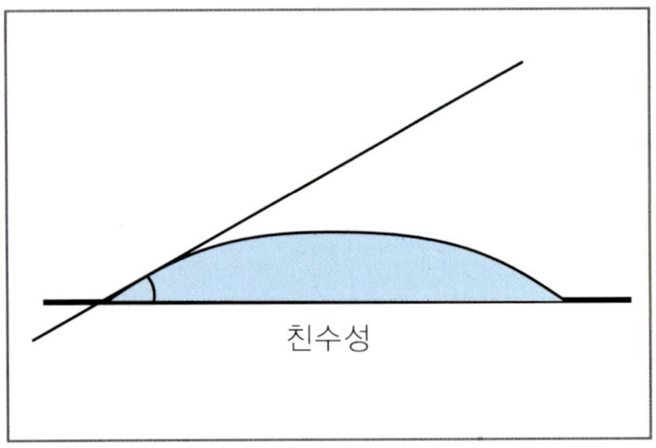

그림 4-12d

재료의 임상 적용

◈ 인상채득

1. 엄지 손가락 채득

구강 내 상호 인상채득 전 알지네이트 인상재를 이용하여 엄지손가락을 채득해보자.

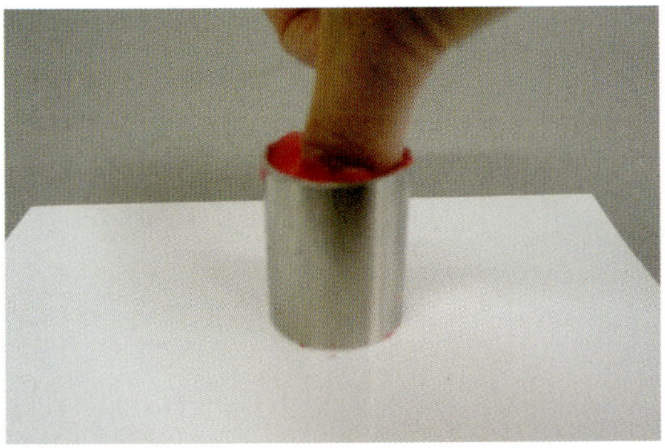

그림 4-13

1) 인레이 주조용 링에 엄지손가락을 넣은 후 인상재가 경화될 때까지 움직이지 않고 기다린 후, 알지네이트가 최종경화시간에 도달했을 때 링에서 손가락을 뺀다(그림 4-13).

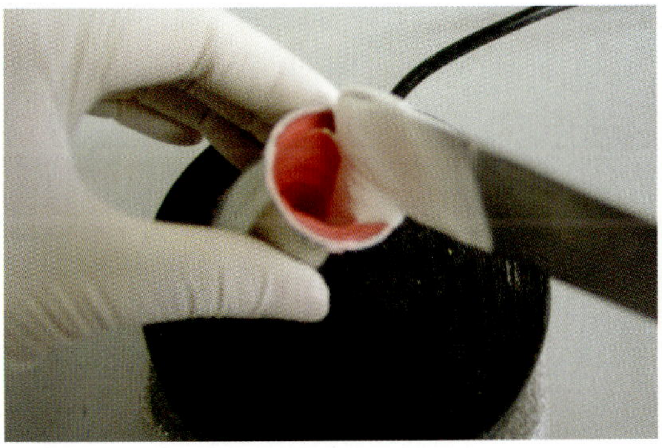

그림 4-14

2) 음형 인기에 석고를 혼합하여 붓는다(그림 4-14).

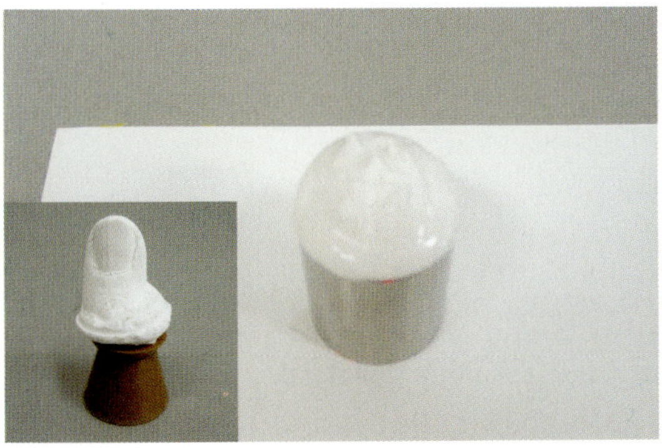

그림 4-15

3) 석고의 최종경화시간이 도달되었을 때 인상체에서 석고 모형을 제거한다(그림 4-15).

[주의] 제거의 용이를 위하여 석고가 인레이 주조용 링의 표면에 과도하게 묻지 않도록 한다.

2. 구강 내 인상채득

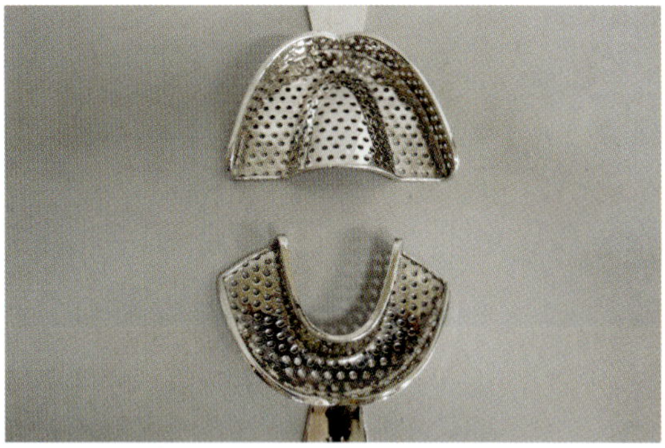

그림 4-16

1) 환자의 구강에 맞는 트레이를 상, 하악 1개씩 선택한다(그림 4-16).

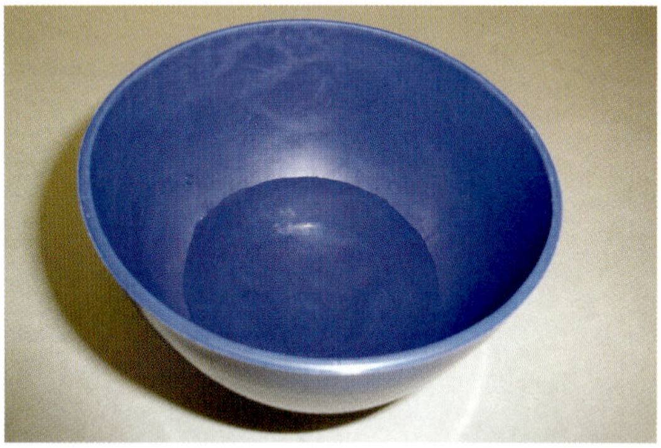

그림 4-17

2) 러버 볼에 계량한 물을 붓는다(그림 4-17).

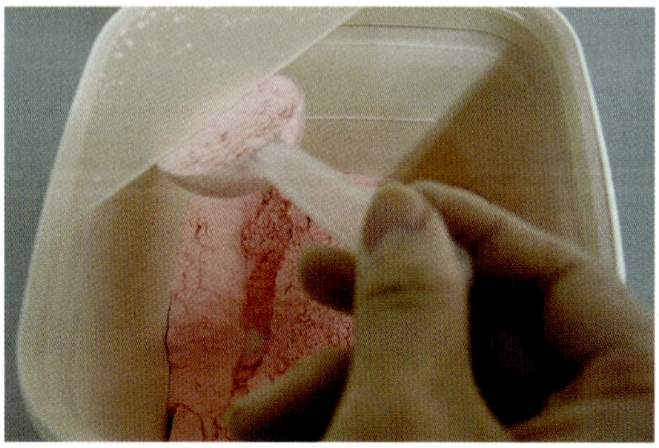

그림 4-18

3) 계량 스푼으로 알지네이트를 가볍게 떠서 스파튤라 또는 용기내부에 내장된 장치를 이용해 편평하게 깍은 뒤 러버 볼에 넣는다(그림 4-18).

[주의] 알지네이트 분말이 오랫동안 보관된 경우 알지네이트의 무거운 성분이 아래로 가라앉게 되므로, 사용전에 용기통을 상하로 잘 흔들어서 분말성분이 고루 섞이도록 한다. 뚜껑을 바로 열지말고 분진이 가라앉은 후 사용한다.

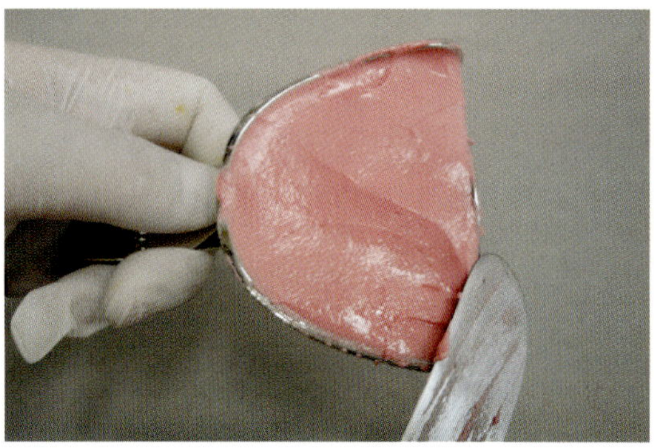

그림 4-19

4) 러버 볼 내면에 알지네이트와 물을 ∞ 모양으로 30초간 혼합한 후 트레이에 담는다(그림 4-19).

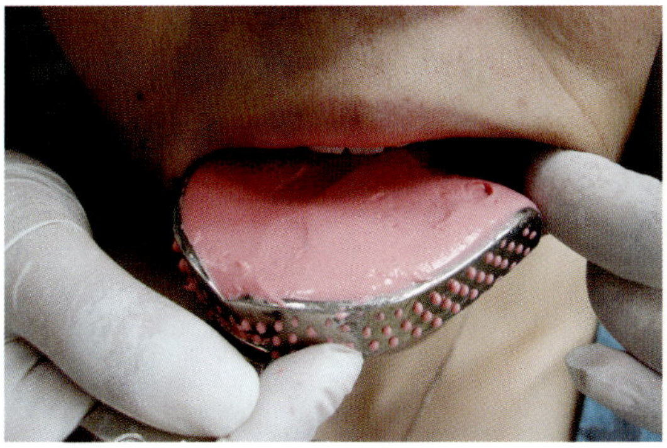

그림 4-20

5) 구강 내에 트레이를 비스듬히 삽입한다(그림 4-20).

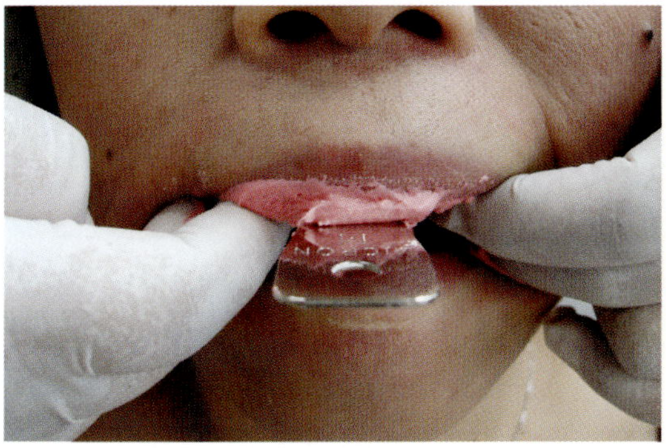

그림 4-21

6) 손잡이가 치열의 중앙에 오도록 위치시킨 후 구치부위를 먼저 누르고 전치부위를 누른다(그림 4-21).

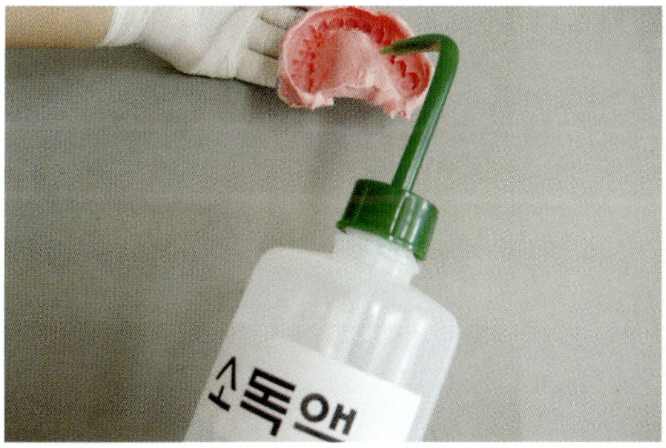

그림 4-22

7) 인상채득한 음형인기는 흐르는 물로 잘 씻고, 소독액으로 소독한다(그림 4-22).

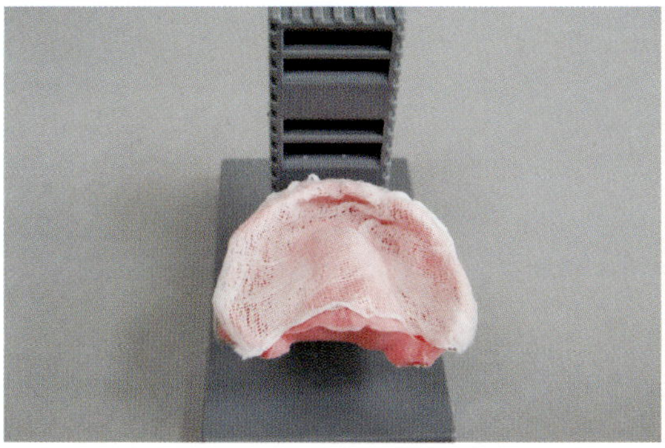

그림 4-23

8) 100% 상대습도하에 10분간 보관 후에 석고를 주입한다(그림 4-23).

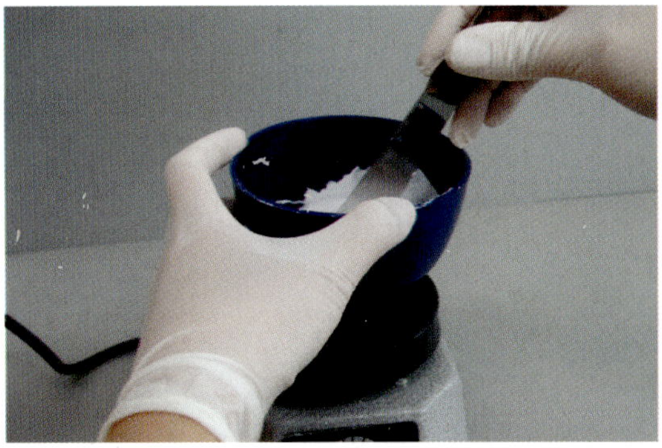

그림 4-24

9) 석고를 진동기를 이용하여 혼합한다(그림 4-24).

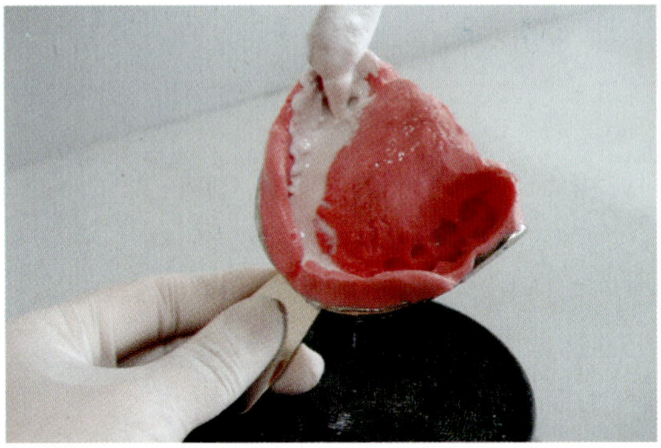

그림 4-25

10) 석고를 혼합하여 인상체에 주입한다. 기포없이 치아의 형태가 잘 재현될 수 있도록 진동기에서 인상체 끝부분부터 점차 석고가 흘러들어가면서 채워질 수 있도록 한다(그림 4-25).

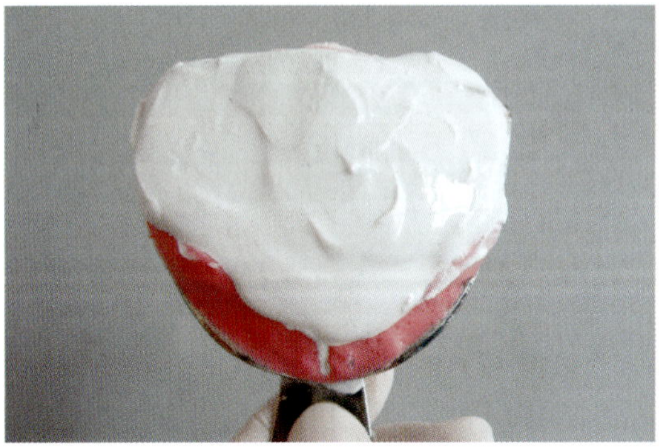

그림 4-26

11) 석고 주입을 마무리한다. 주입 시 석고가 금속 트레이로 넘치지 않도록 주의한다(그림 4-26).

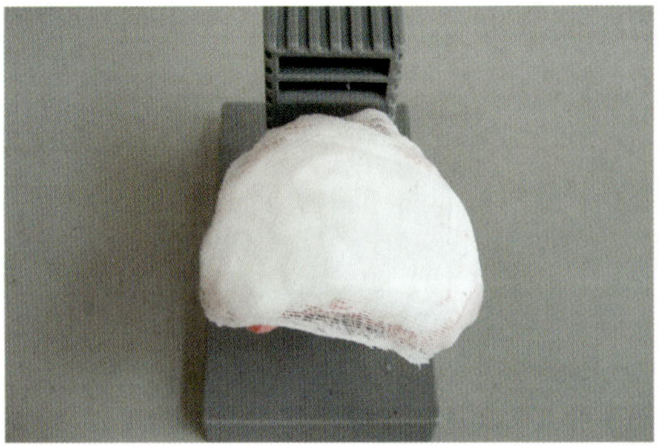

그림 4-27

12) 100%의 상대습도에서 30~60분간 보관한 후 석고를 분리하고 석고 모형의 표면 상태와 치아의 형태를 살펴본다(그림 4-27).

완성된 모형은 다른 인상재 실습에서 제작된 모형과 추후 비교해본다.

◈ 석고주입

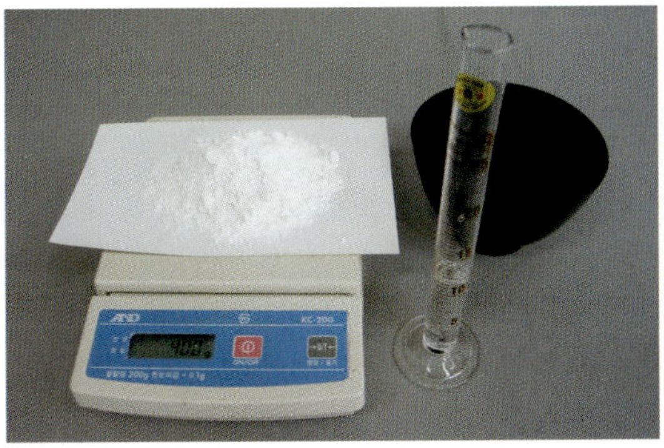
그림 4-28

1. 증류수를 계량하여 러버 볼에 담고, 분말을 계량하여 러버 볼에 담는다(그림 4-28).

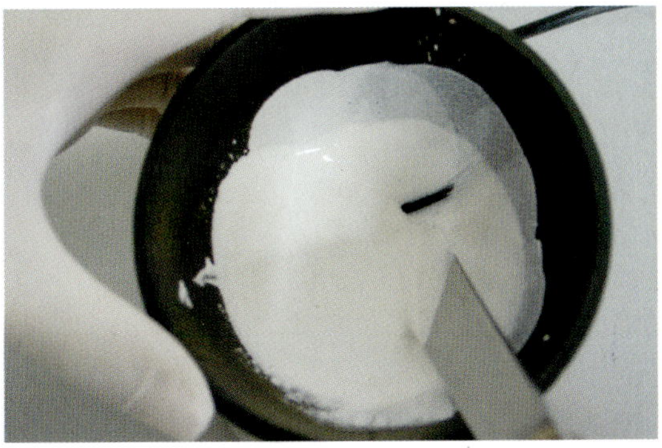
그림 4-29

2. 스파튤라를 이용하여 증류수와 분말이 잘 섞이도록 한다(1분 동안 1초에 2회 정도의 속도로 혼합한다)(그림 4-29).

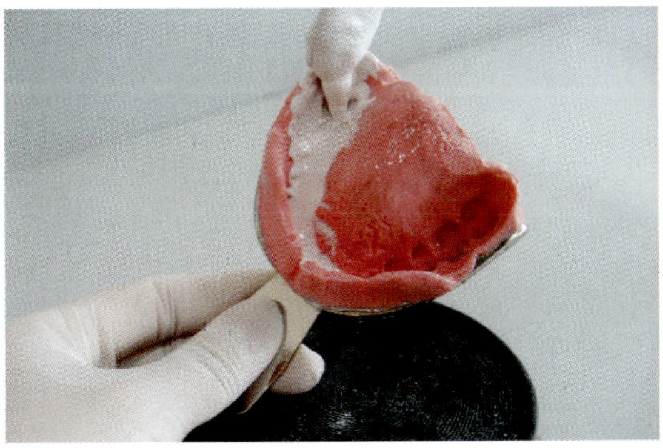
그림 4-30

3. 석고 주입 시에는 인상 채득된 음형인기에 물과 소독액이 너무 많이 고여 있지 않도록 하며, 진동기를 사용하여 한 쪽에서부터 조금씩 흘려보내 미세한 부분까지 석고가 주입될 수 있도록 한다(그림 4-30).

4. 100% 상대습도 하에서 보관 후 석고가 최종 경화된 뒤에 제거한다.

[알지네이트 인상재] 제조사 지시사항 검토

제 품 명 :

제 조 사 :

제품번호 :

제품구성 :

제 조 일 :

유효기간 :

사용 목적

제품 특징 작업시간, 경화시간, 기타 등을 기록한다.

사용 방법

보관 방법

주의 사항

치과재료학 실습 보고서

평가점수 :	
년 월 일	이 름 :
실습 제목	
실습 내용	

실습 결과	
고　찰	

실습 5 인상재 2 – 아가 인상재

아가 인상재 (Agar impression materials)

실습목적

아가 인상재의 물리적 성질과 다루는 방법을 익힌다.

실습준비물

아가 인상재(시린지용, agar impression material)

드라이 컨디셔너(dry conditioner)	아가 시린지(agar syringe)	비흡수성 혼합지
러버 볼과 스파튤라	인상용 트레이	메스 실린더
전자저울	보통 석고	알지네이트 인상재
버니어 캘리퍼스	진동기(vibrator)	소독액
1/4 lb 길모어 니들		

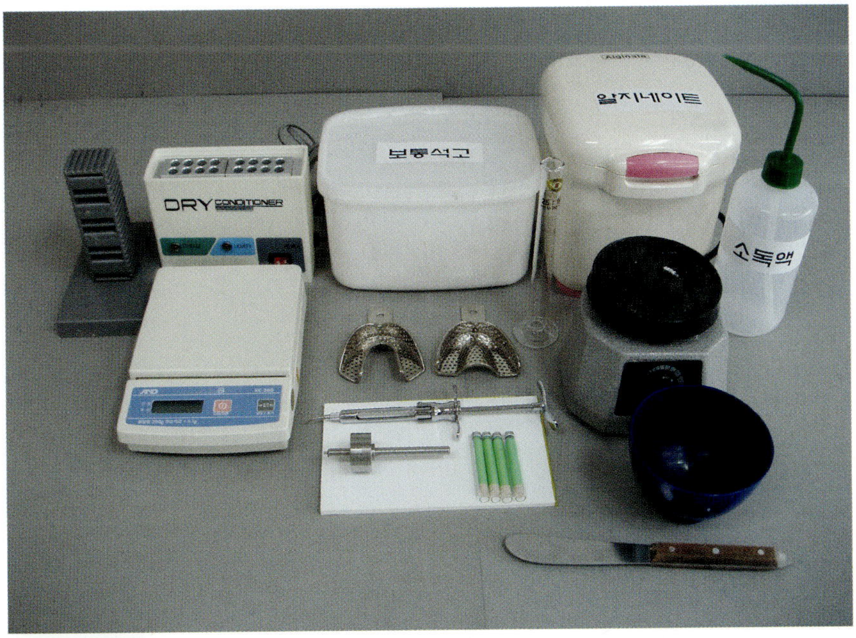

그림 5-1

재료의 기초 실습

I. 치과재료의 검사

⊙ 시린지 타입의 아가 인상재에 대한 제조사의 지시사항을 검토하여 기록한다.

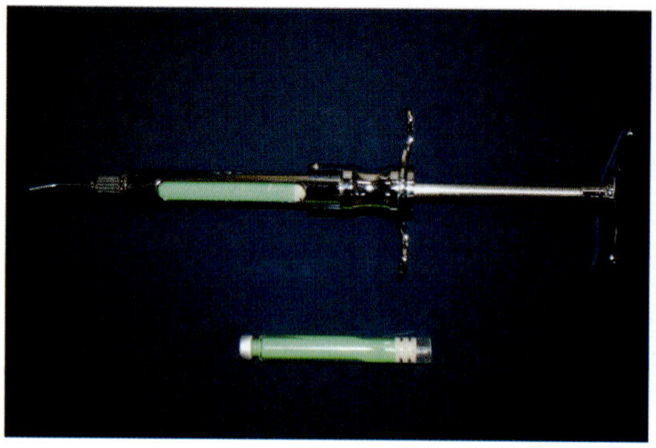
그림 5-2

1. 아가 인상재(cartridge, syringe type)(그림 5-2)

II. 경화시간 측정

⊙ 아가인상재의 경화시간을 살펴보자.

⊙ 수성콜로이드인 알지네이트 인상재와 경화시간을 비교해보자.

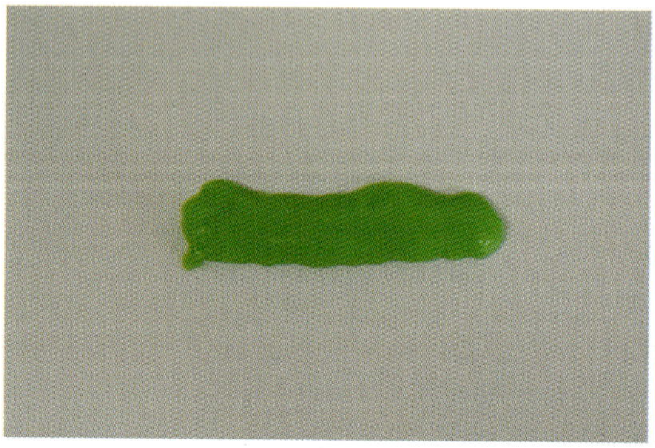
그림 5-3

1. 아가 인상재를 드라이 컨디셔너에 넣어 액화칸과 보관칸에서 액화시킨다.
2. 준비한 혼합지에 아가 인상재를 짠 후 스파튤라로 얇게 편다(그림 5-3).

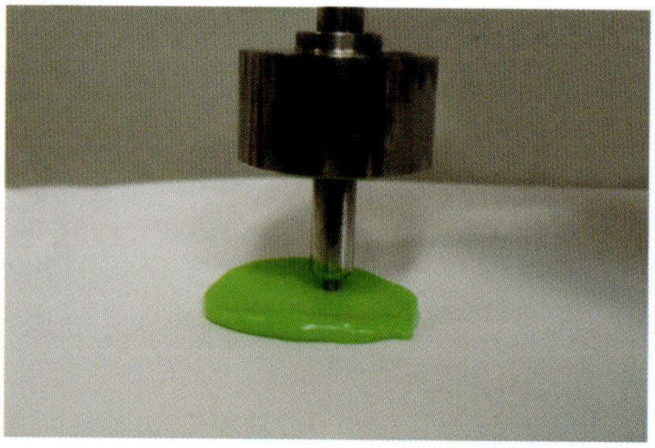
그림 5-4

3. 1/4 lb 길모어 니들을 이용해서 작업시간과 경화시간을 측정한다(그림 5-4).
4. 인상재 1의 알지네이트 경화시간을 측정한 값과 아가인상재의 경화시간을 비교해 차이점을 살펴본다.

III. 접촉각 측정

⊙ 아가인상재의 접촉각을 이용하여 친수성인지 소수성인지 살펴보자.

⊙ 알지네이트 및 다른 인상재와의 접촉각을 비교해보자.

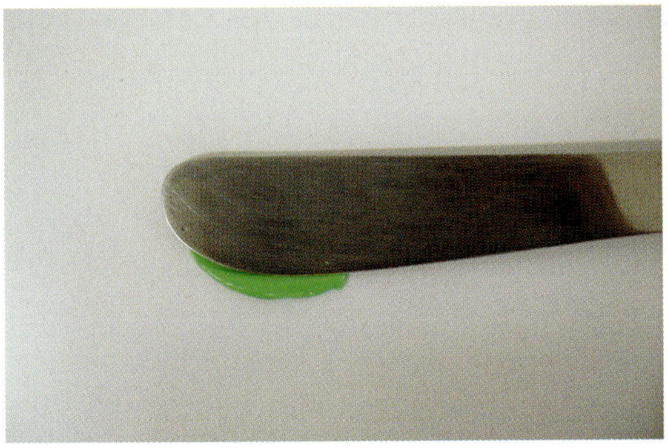

그림 5-5a

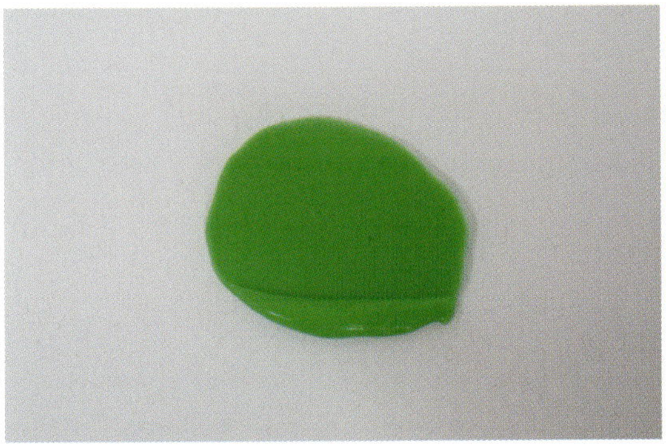

그림 5-5b

1. 접촉각 측정을 용이하게 하기 위해서 시편의 표면을 스파튤라로 눌러 편평하게 만든다(그림 5-5a, b).

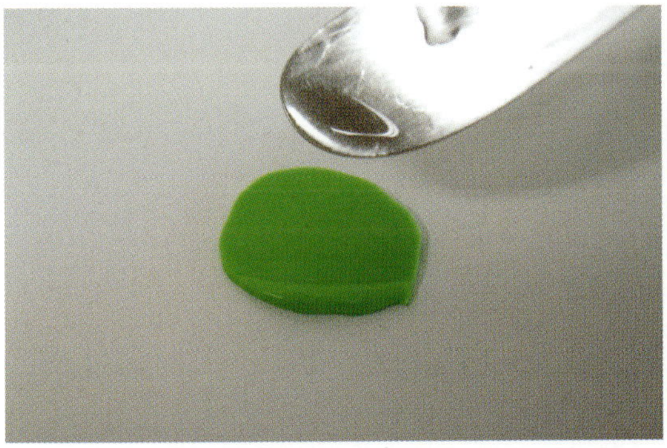

그림 5-5c

2. 시편표면에 물을 한 방울 떨어뜨려 접촉각을 눈으로 확인하여 친수성인지 소수성인지를 확인한다(그림 5-5c).

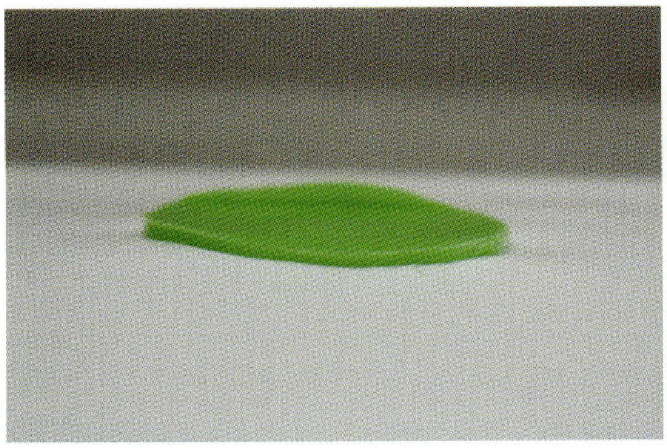

그림 5-6

3. 알지네이트 및 다른 인상재와 비교하여 친수성인지 소수성인지를 비교한다(그림 5-6).

IV. 찢김강도 비교

⊙ 아가인상재의 찢어짐의 정도는 어떠한가?

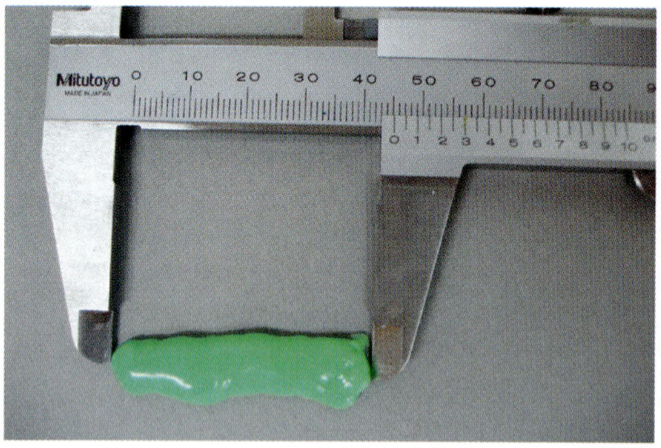

그림 5-7

1. 드라이 컨디셔너에서 액화시킨 아가 인상재를 슬라이드 글라스에 길이 약 4~5cm 정도 짠다(그림 5-7).

   [주의] 정확한 길이를 버니어 캘리퍼스로 측정한다.

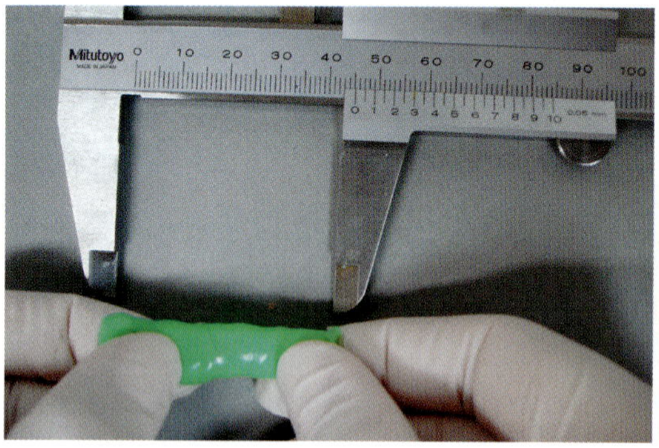

그림 5-8

2. 아가 인상재를 옆으로 잡아당긴다(그림 5-8).

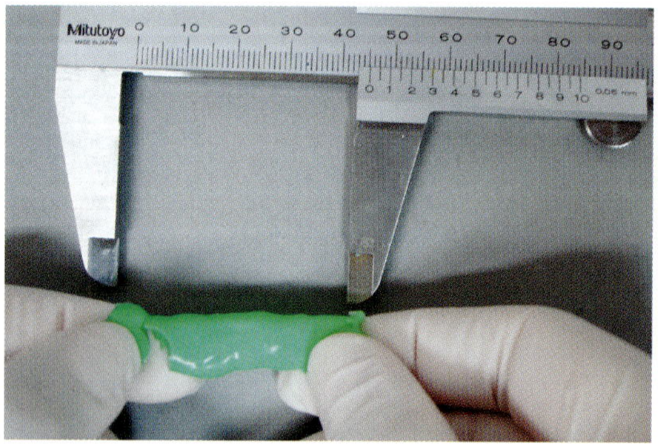

그림 5-9

3. 재료가 찢어지는 순간의 아가 인상재 길이를 측정한다(그림 5-9).

재료의 임상 적용

◈ 아가-알지네이트 연합인상

아가와 알지네이트를 이용하여 연합인상을 채득해보자.

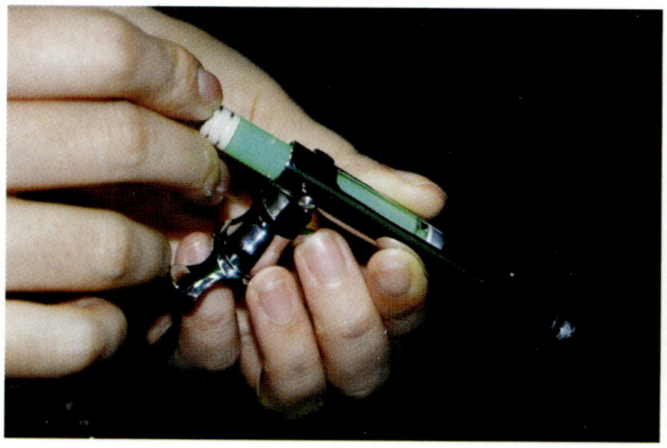

그림 5-10a

1. 드라이 컨디셔너를 이용하여 아가 인상재를 연화시킨다.

2. 알지네이트 인상재를 정상 혼수비보다 10% 정도 물을 더 많이 사용하여 30초간 묽게 혼합한다.

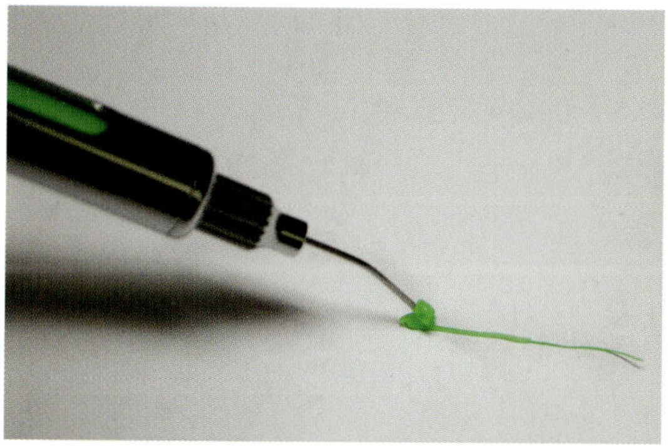

그림 5-10b

3. 아가 인상재 카트리지를 아가 시린지에 장전한 후에 아가 인상재를 일부 짜본다(그림 5-10a, b).

   [주의] 시린지 tip 내에 굳어있는 아가 인상재가 남아있다. 일부를 미리 짜내어 유동성이 있는 인상재를 바로 적용할 수 있도록 한다.

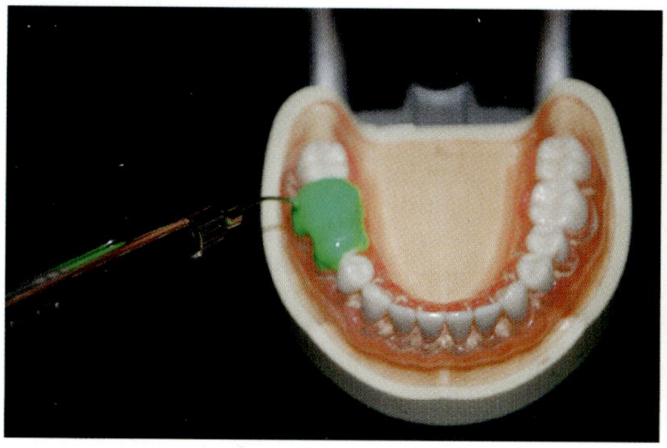

그림 5-10c

4. 혼합한 알지네이트 인상재를 트레이에 담고 액화 후 보관칸에서 보관되고 있는 아가 인상재를 아가 시린지에 장착하고 인상을 채득하고자 하려는 부위의 치아에 주입한다(그림 5-10c).

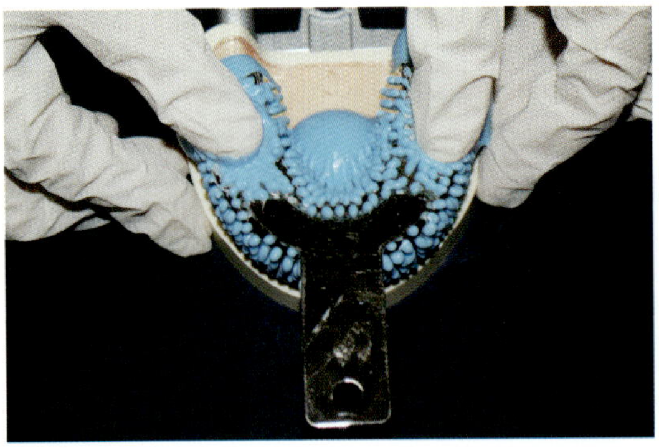

그림 5-11

5. 이 위에 곧바로 트레이에 있는 알지네이트 인상재를 올려놓는다(그림 5-11).

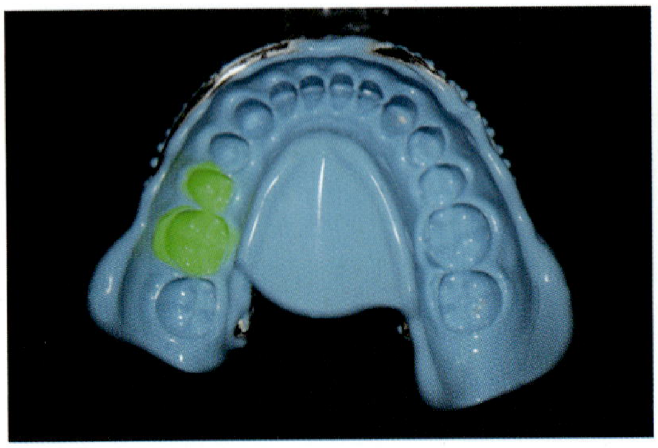

그림 5-12

6. 인상재가 경화되면 2~3분정도 기다린 후 구강 내에서 제거하여 인상체를 확인한다(그림 5-12).

7. 인상체를 흐르는 물에 씻고, 소독한 후에 석고를 주입한다.

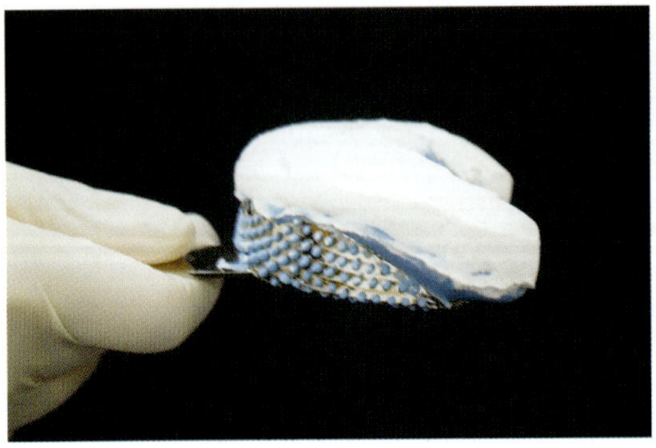

그림 5-13

8. 30~60분간 경화시킨 후 분리하여 석고 모형을 얻는다(그림 5-13).

9. 알지네이트 실험에서 얻은 석고 모형과 비교한다.

[아가 인상재] 제조사 지시사항 검토

제 품 명 :

제품번호 :

제 조 일 :

제 조 사 :

제품구성 :

유효기간 :

사용 목적

제품 특징

사용 방법

보관 방법

주의 사항

치과재료학 실습 보고서

	평가점수 :
년 월 일	이름 :
실습 제목	
실습 내용	

실습 결과	
고 찰	

고무 인상재 (Rubber impression materials)

실습목적

고무 인상재의 물리적 성질과 다루는 방법을 익힌다.

실습준비물

폴리설파이드 고무 인상재(polysulfide rubber impression material)
축중합형 실리콘 고무 인상재(condensation silicone rubber impression material)
부가중합형 실리콘 고무 인상재(addition silicone rubber impression material)
폴리이써 고무 인상재(polyether rubber impression material)

고무인상재 반자동 혼합기	진동기	전자저울
혼합지	스파튤라	인상용 시린지
초경석고	1/4 lb 길모어 니들	트레이
트레이 고정대(tray stand)	셀로판지	10ml 이상 메스 실린더

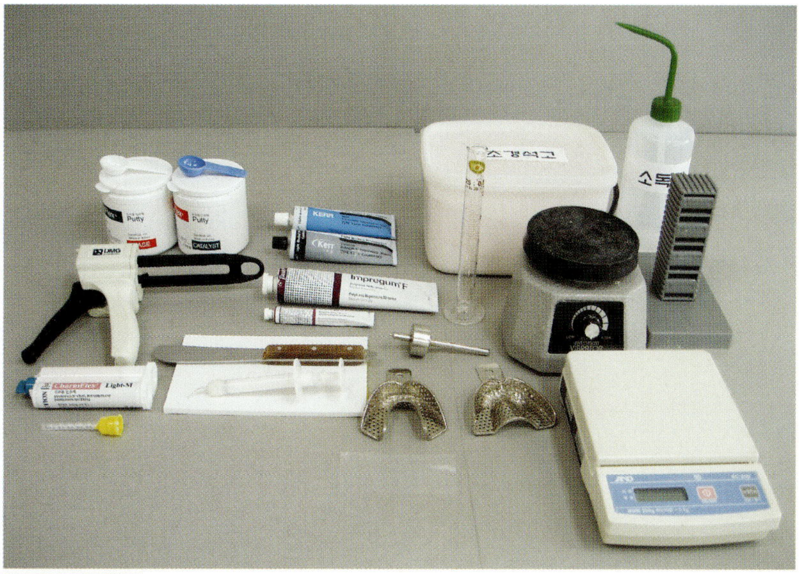

그림 6-1

재료의 기초 실습

I. 치과재료의 검사

⦿ 고무인상재에 대한 제조사의 지시사항을 검토하고 기록한다.

II. 경화시간 측정 및 비교

⦿ 고무인상재의 경화시간은 어떠한가?
⦿ 각 고무인상재의 경화시간을 비교해보자.

※ 실습조건
- 폴리설파이드 인상재
- 축중합형 실리콘 고무 인상재
- 부가중합형 실리콘 고무 인상재
- 폴리이써 고무 인상재

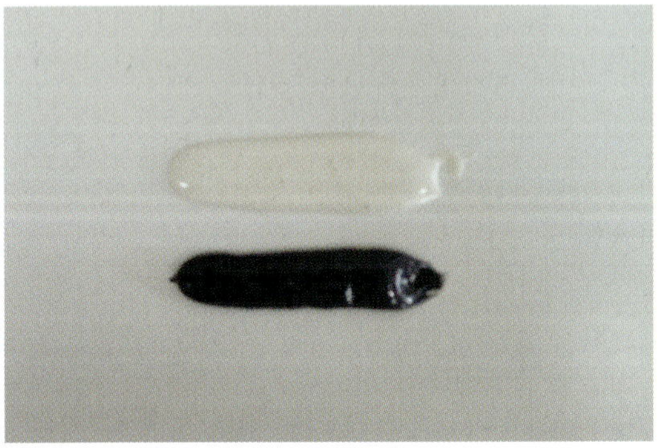
그림 6-2

1. 각 고무 인상재의 기저재(base), 촉진재(catalyst)를 혼합지에 동일한 길이로 짠다(그림 6-2).

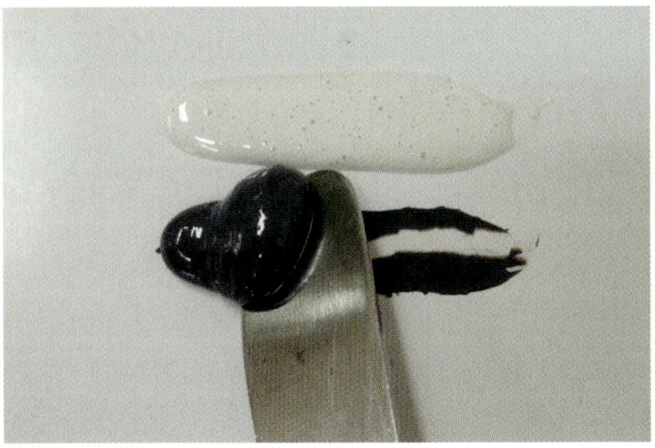
그림 6-3a

2. 기저재와 촉진재의 색이 고르게 섞이도록 30초간 혼합한다(그림 6-3a, b).

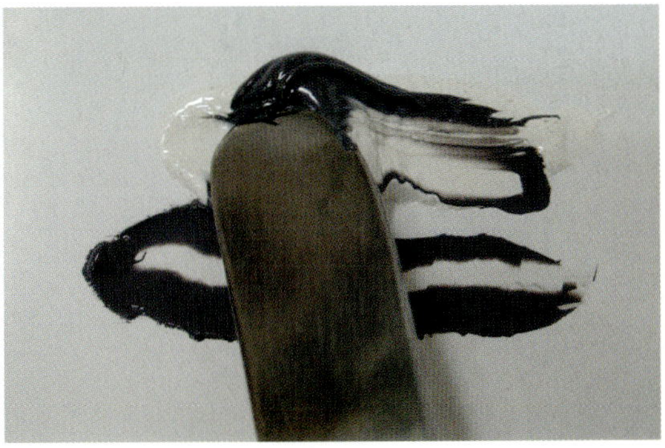

그림 6-3b

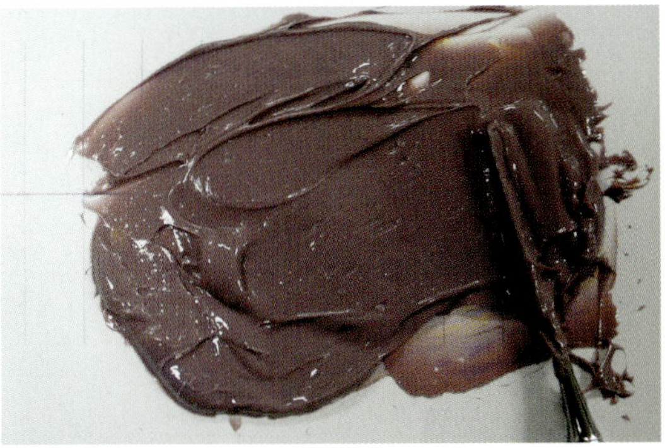

그림 6-3c

3. 혼합이 끝나면 표면이 편평하도록 얇게 편다(그림 6-3c).

[주의] 인상재를 너무 얇게 펴지 않도록 한다.

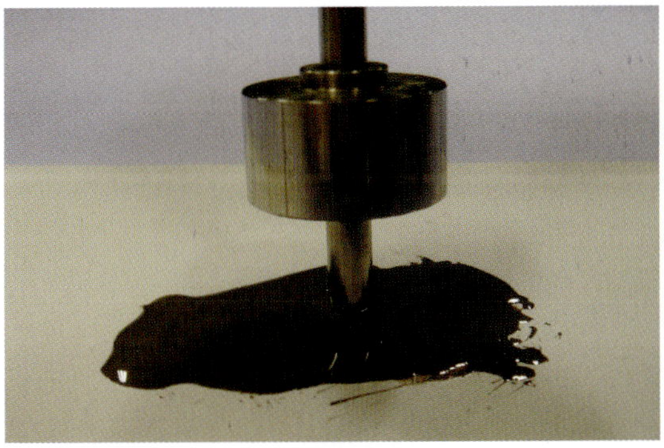

그림 6-4

4. 편평하게 편 재료에 깨끗한 1/4 lb 길모어 니들을 접촉시킨다(그림 6-4).

   1/4 lb 길모어 니들을 이용하여 작업시간과 경화시간을 측정하고 각 고무 인상재를 비교해본다.

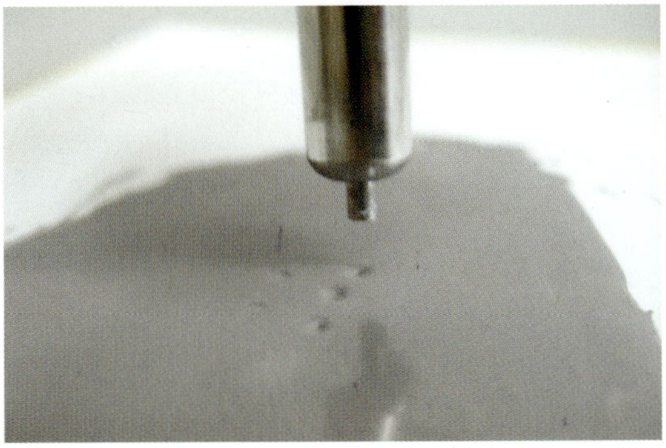

그림 6-5

5. 경화시간 측정 : 인상재가 묻어나지 않고 탄력을 보이면 이때가 경화시간이다(그림 6-5).

III. 접촉각 검사

⦿ 고무 인상재의 접촉각에 차이점이 있는가?

※ 실습조건
- 폴리설파이드 인상재
- 부가중합형 실리콘 고무 인상재
- 축중합형 실리콘 고무 인상재
- 폴리이써 고무 인상재

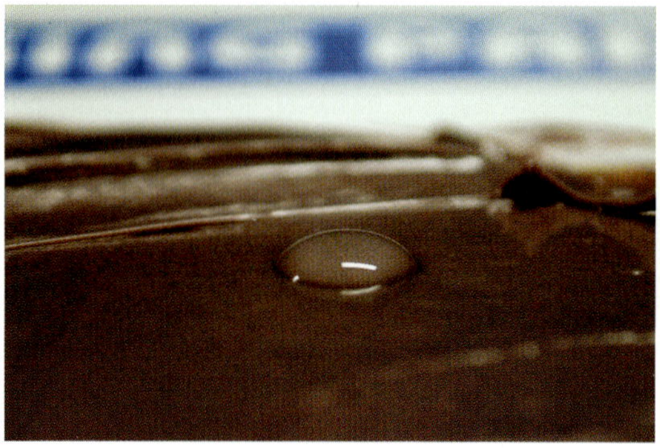

그림 6-6

1. 고무 인상재 촉진재에 물을 한 방울 떨어뜨린 후 접촉각을 잰다. 각각 고무 인상재 접촉각의 차이를 기록한다(그림 6-6).

재료의 임상 적용

◈ 고무 인상재를 이용한 구강 내 인상채득

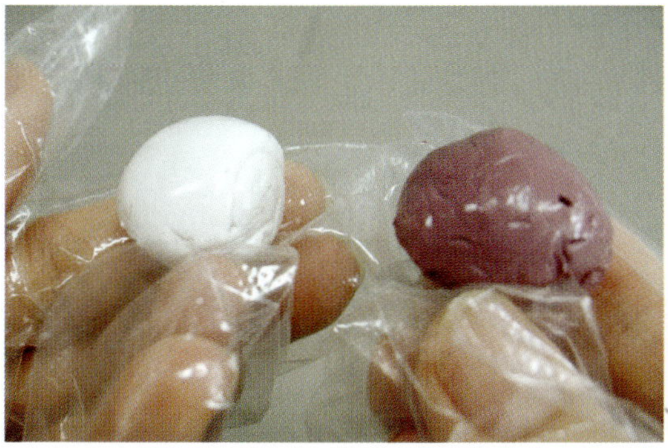

그림 6-7a

1. 적당량의 퍼티(putty)형 고무 인상재를 기저재와 촉진재를 동량으로 준비한다(그림 6-7a).
   [주의] Latex 고무장갑을 낀 상태에서 퍼티를 혼합하는 경우 경화시간을 지연시킬 수 있다.

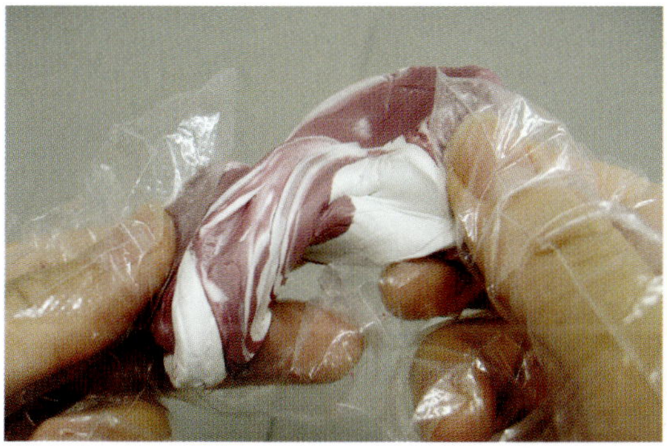

그림 6-7b

2. 기저재와 촉진재가 골고루 혼합되도록 한다(그림 6-7b).

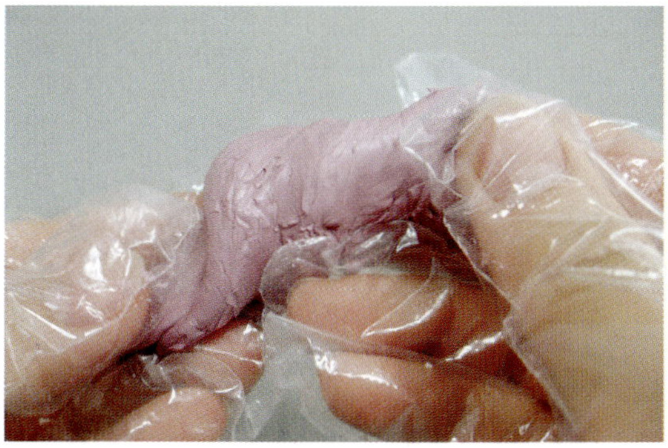

그림 6-7c

3. 일정한 색으로 혼합된 퍼티형 고무 인상재(그림 6-7c)

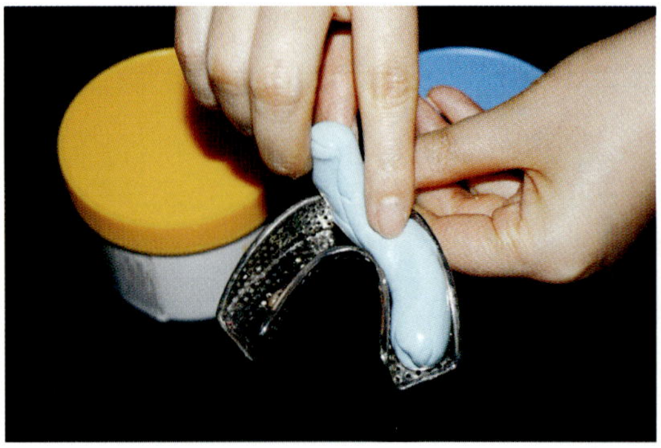

그림 6-7d

4. 트레이에 장착시키고 그 위에 셀로판지를 댄 후 인상을 채득한다(그림 6-7d, e).

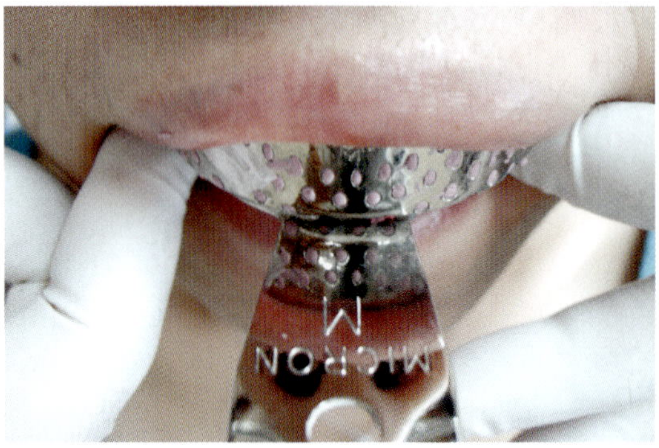

그림 6-7e

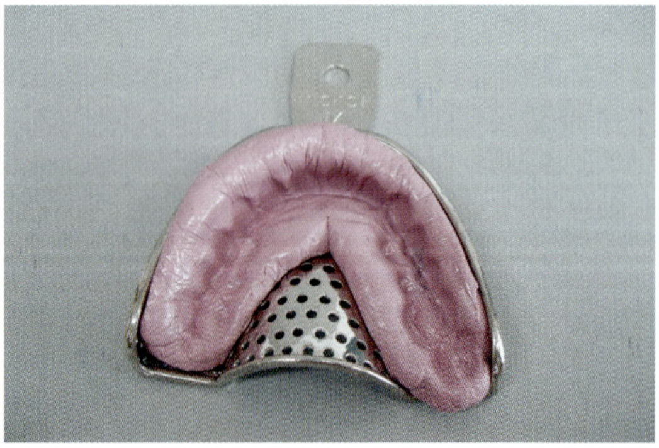

그림 6-7f

5. 셀로판지를 제거한 후 트레이 치열 위치를 확인한다(그림 6-7f).

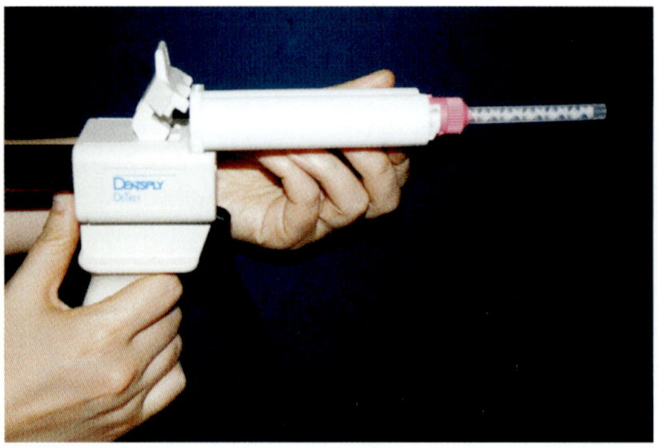

그림 6-8a

6. 시린지 혹은 자동 혼합기를 채득한다(그림 6-8a).

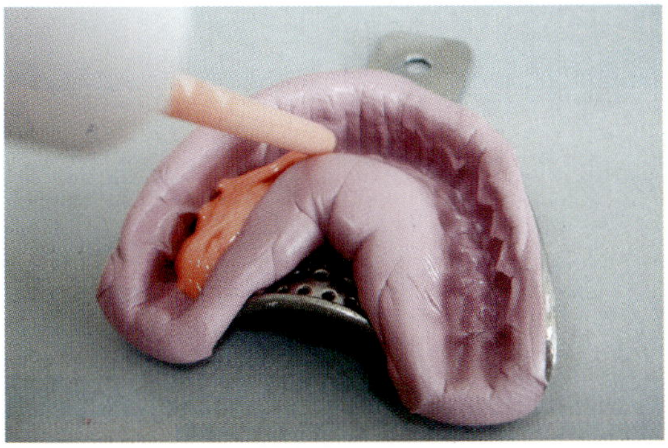
그림 6-8b

7. 시린지 혹은 자동 혼합기를 이용하여 저점도형 고무 인상재로 2차 인상을 채득한다(그림 6-8b).

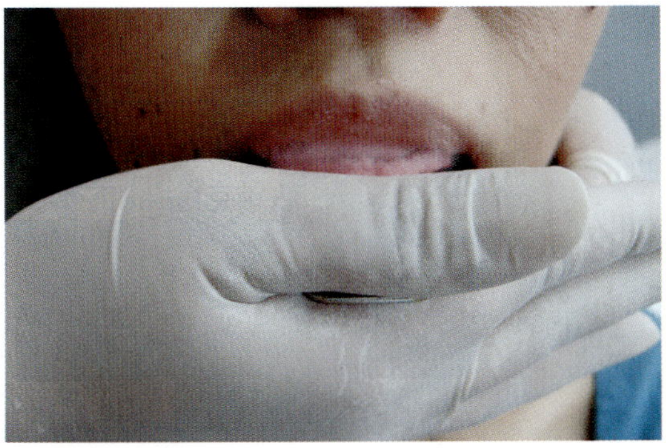
그림 6-9

8. 경화가 되었으면 트레이를 구강 내에서 단번에 빼낸다(그림 6-9).

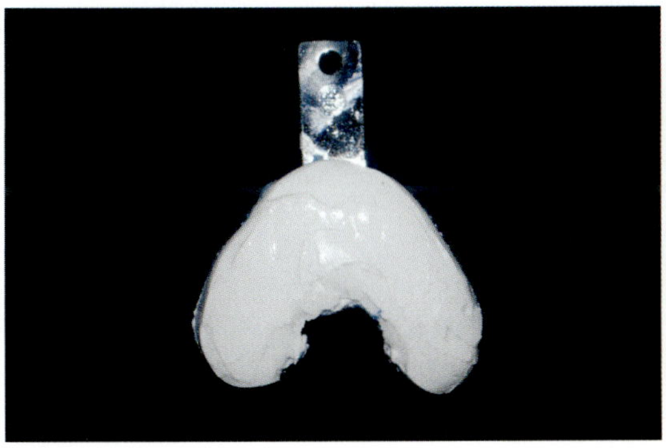
그림 6-10

9. 인상 채득한 음형인기를 흐르는 물에 잘 씻고 소독한 후 준비한 초경석고를 혼합하여 주입한다(그림 6-10).

10. 30~40분 후 인상체에서 석고모형을 분리한다.

11. 석고모형에 결함이 있는지 살펴본다.

12. 알지네이트와 아가 인상재를 사용해 실습했던 모형과 인상체 표면의 상태를 비교해본다.

[고무 인상재–폴리설파이드] 제조사 지시사항 검토

제 품 명 :

제 조 사 :

제품번호 :

제품구성 :

제 조 일 :

유효기간 :

제품유형 :

사용 목적

제품 특징

사용 방법

보관 방법

주의 사항

[고무 인상재-축중합형 실리콘] 제조사 지시사항 검토

제 품 명 :

제 조 사 :

제품번호 :

제품구성 :

제 조 일 :

유효기간 :

제품유형 :

사용 목적

제품 특징

사용 방법

보관 방법

주의 사항

[고무 인상재-부가중합형 실리콘] 제조사 지시사항 검토

제 품 명 :

제 조 사 :

제품번호 :

제품구성 :

제 조 일 :

유효기간 :

제품유형 :

사용 목적

제품 특징

사용 방법

보관 방법

주의 사항

[고무 인상재-폴리이써] 제조사 지시사항 검토

제 품 명 :

제 조 사 :

제품번호 :

제품구성 :

제 조 일 :

유효기간 :

제품유형 :

사용 목적

제품 특징

사용 방법

보관 방법

주의 사항

치과재료학 실습 보고서

평가점수 :	
년 월 일	이름 :
실습 제목	
실습 내용	

실습 결과	
고 찰	

실습 7 인상재 4 – 인상용 콤파운드

인상용 콤파운드 (Modeling compound)

실습목적

인상용 콤파운드의 물리적 성질과 다루는 방법을 익힌다.

실습준비물

인상용 콤파운드(판형, 막대형)	치아모형(dentiform)
37℃, 45℃, 55℃의 물	항 온수조(water bath)
알코올 램프	온도계

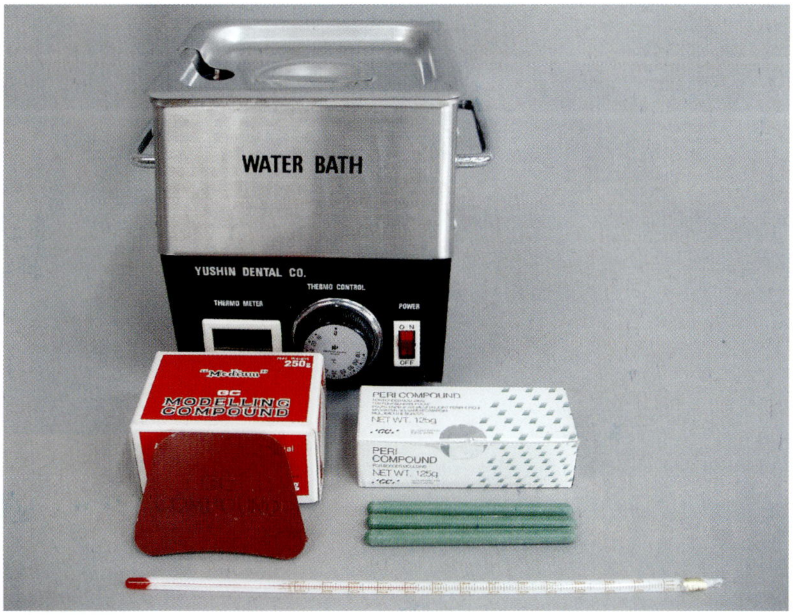

그림 7-1

재료의 기초 실습

I. 치과재료의 검사

⊙ 인상용 콤파운드에 대한 제조사의 지시사항을 검토하여 기록한다.

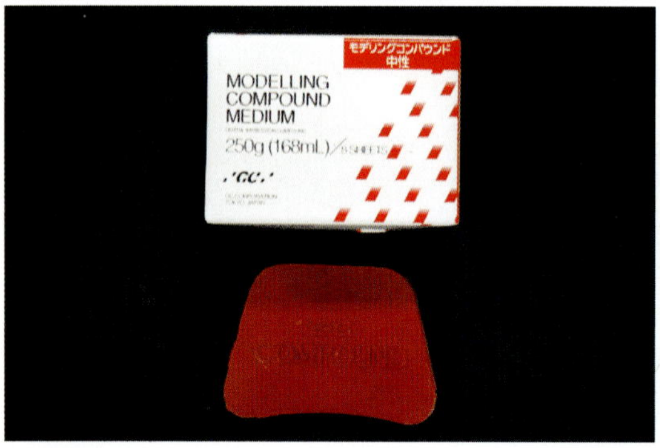

그림 7-2

1. 판형(그림 7-2)

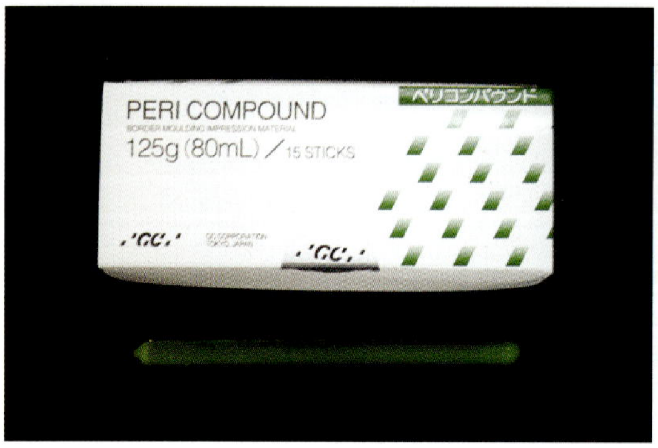

그림 7-3

2. 막대형(그림 7-3)

Ⅱ. 유동성과 가소성 시험

⊙ 인상용 콤파운드는 온도에 따라 어떤 양상을 나타내는가?
⊙ 온도를 달리하여 유동성을 살펴보고 가소성을 평가해보자.

※ 실습조건

- 37℃의 물
- 45℃의 물
- 55℃의 물

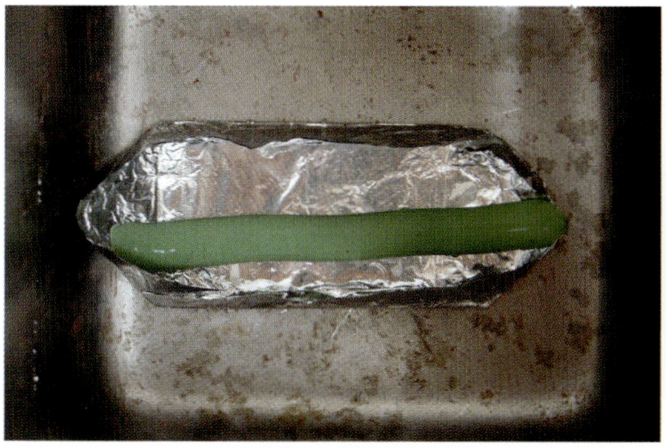

그림 7-4a

1. 인상용 콤파운드를 아래 3가지 온도로 조절된 수조의 물에 10분 정도 담갔다 꺼내 손가락으로 눌러 유동성을 비교한다(그림 7-4a).

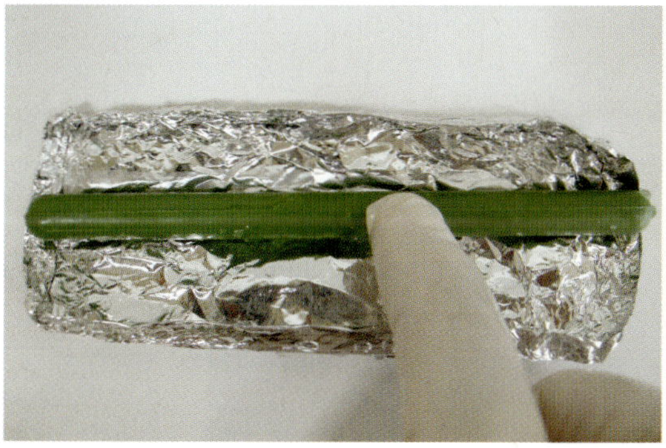

그림 7-4b

1) 37℃의 물에 인상용 콤파운드를 약 10분간 담갔다 꺼내어 손가락으로 눌러 유동성을 살펴본다(그림 7-4b).

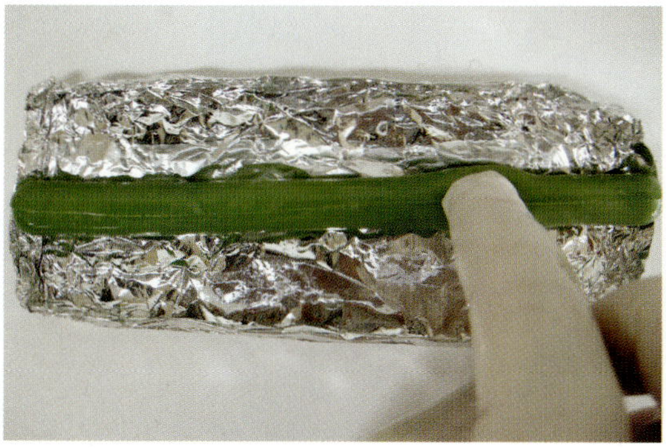

그림 7-4c

2) 45℃의 물에 인상용 콤파운드를 약 10분간 담갔다 꺼내어 손가락으로 눌러 유동성을 살펴본다(그림 7-4c).

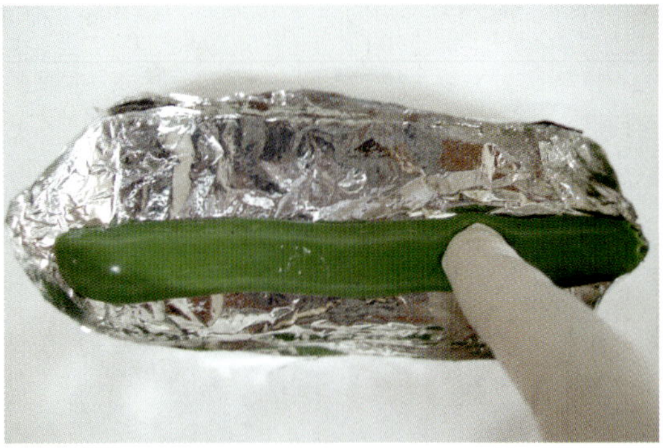

그림 7-4d

3) 55℃의 물에 인상용 콤파운드를 약 10분간 담갔다 꺼내어 손가락으로 눌러 유동성을 살펴본다(그림 7-4d).

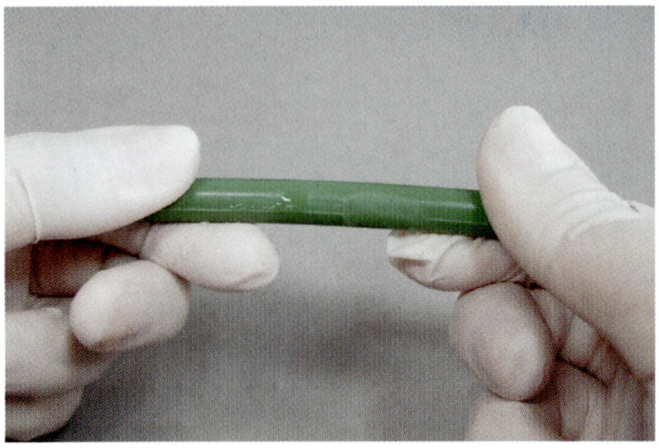

그림 7-5a

2. 37℃, 45℃, 55℃의 물에 담갔다 꺼낸 각각의 인상용 콤파운드를 구부려 본 뒤 가소성을 평가한다(그림 7-5a, b, c).

3. 위 각각의 콤파운드를 구강점막에 대보고 가장 편안한 온도가 어느 것인지 기록한다.

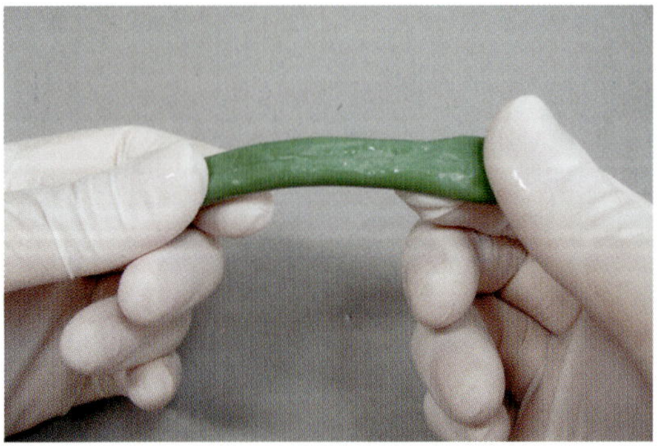

그림 7-5b

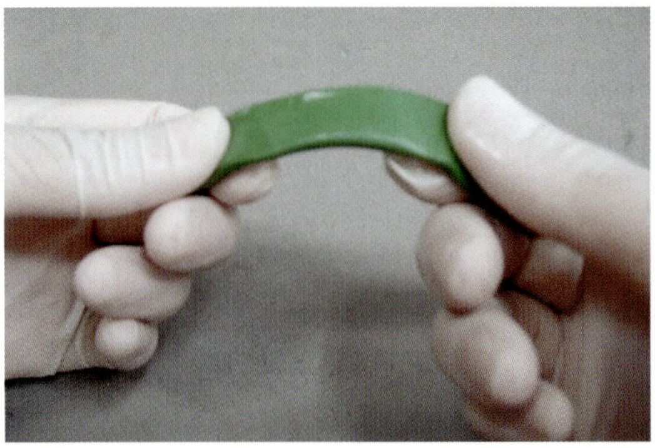

그림 7-5c

[인상용 콤파운드] 제조사 지시사항 검토

제 품 명 :

제 조 사 :

제품번호 :

제품구성 :

제 조 일 :

유효기간 :

제품유형 :

사용 목적

사용 방법

보관 방법

주의 사항

치과재료학 실습 보고서

<table>
<tr><td colspan="2" align="right">평가점수 :</td></tr>
<tr><td colspan="2">년 월 일 이 름 :</td></tr>
<tr><td>실습 제목</td><td></td></tr>
<tr><td>실습 내용</td><td></td></tr>
</table>

실습 결과	
고　　찰	

치과용 석고 (Gypsum)

실습목적

치과용 석고의 물리적 성질과 다루는 방법을 익힌다.

실습준비물

보통석고	경석고	초경석고	비이커
100% 상대습도 통	계량컵	2% 황산칼륨(K_2SO_4)	러버 볼
온도계	전자저울	초시계	1% 염화나트륨(Nacl, 식염수로 이용)
바세린	소독액	물	기름종이 B4
거즈	진동기	경화팽창시험기	다이얼 게이지
인상용 트레이	알지네이트 인상재	트레이 고정대	

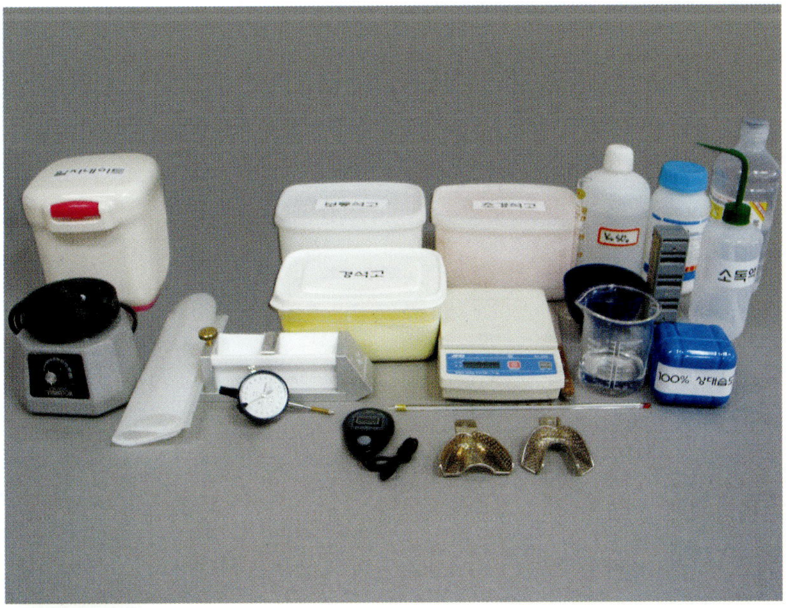

그림 8-1

재료의 기초 실습

I. 치과재료의 검사

⊙ 치과용 석고에 대한 제조사의 지시사항을 검토하여 기록한다.

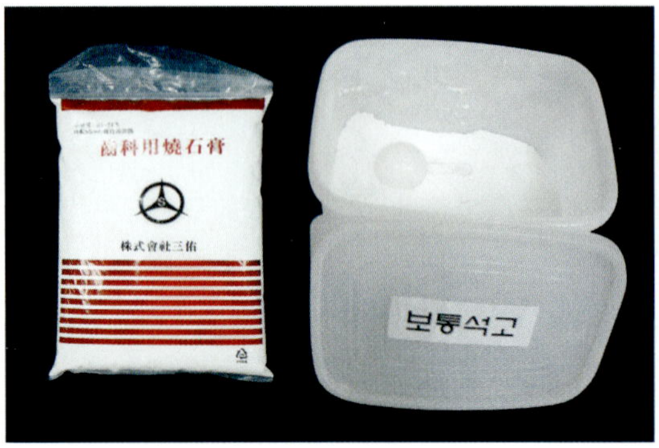

그림 8-2

1. 보통석고(그림 8-2)

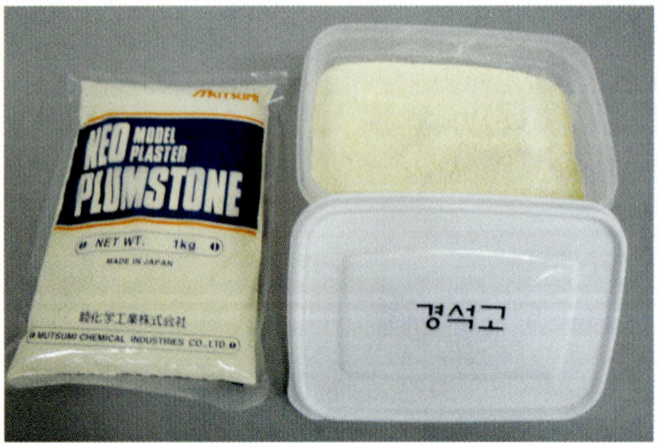

그림 8-3

2. 경석고(그림 8-3)

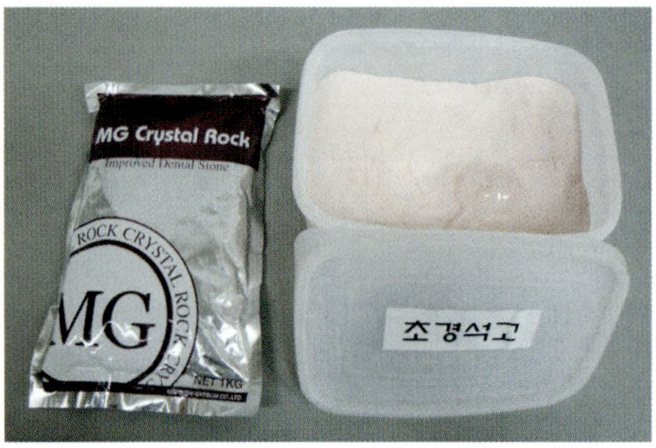

그림 8-4

3. 초경석고(그림 8-4)

II. 경화시간 검사

⊙ 보통석고, 경석고, 초경석고가 경화시간에 차이가 있는가?
⊙ 경화시간에 미치는 요인은 무엇이 있는가?

※ 실습조건

• 혼수비
- 보통석고 40g + 물 20ml
- 경석고 40g + 물 12ml
- 초경석고 40g + 물 10ml
- 보통석고 40g + 물 24ml
- 보통석고 40g + 물 16ml

• 혼합시간
- 1분
- 2분
- 3분

• 반응촉진제 효과
- 1% Nacl
- 2% K_2SO_4

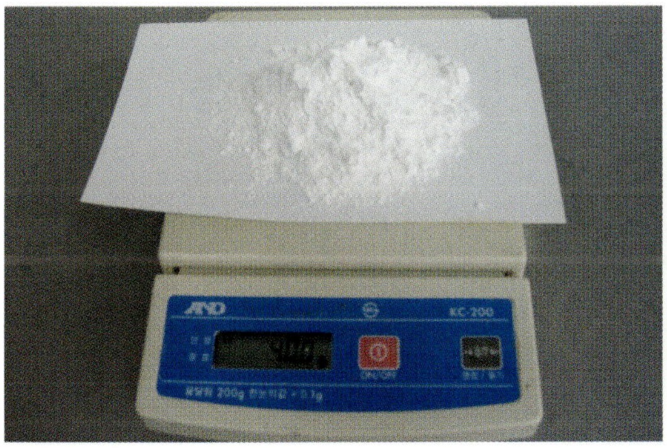

그림 8-5

1. 보통석고, 경석고, 초경석고와 물을 준비한다.

2. 먼저 각 석고를 전자저울에 계량한다(그림 8-5).

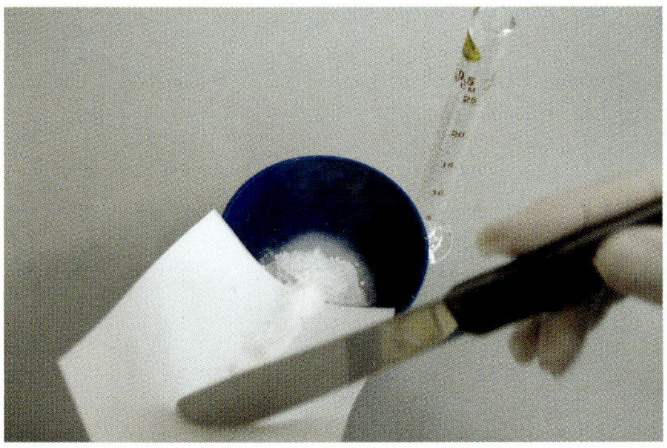

그림 8-6

3. 러버 볼에 물을 먼저 붓고 석고를 천천히 넣는다(그림 8-6).

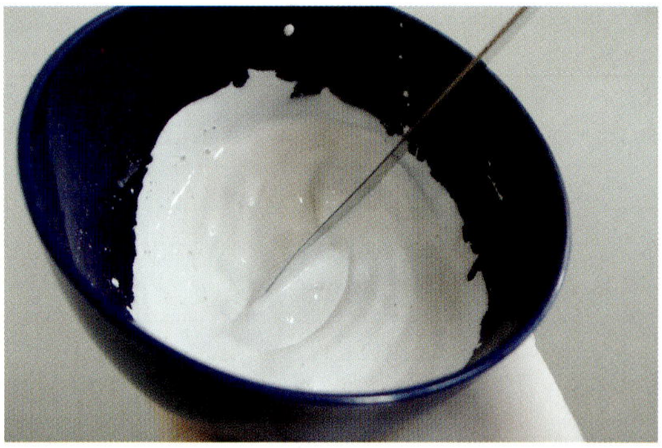
그림 8-7

4. 석고가 완전히 물에 젖으면 스파튤라로 30초간 혼합한다. 물과 석고가 균일한 크림상태가 되도록 혼합하며 혼합 도중에는 분말과 물을 첨가하지 않는다(그림 8-7).

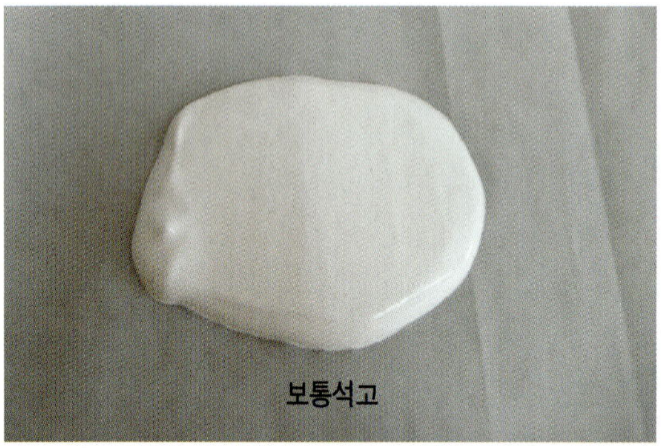

그림 8-8a

5. 완전히 혼합된 석고를 기름종이 위에 붓고 광택소실시간, 초기경화시간, 최종경화시간을 측정한다(그림 8-8a, b, c, d).

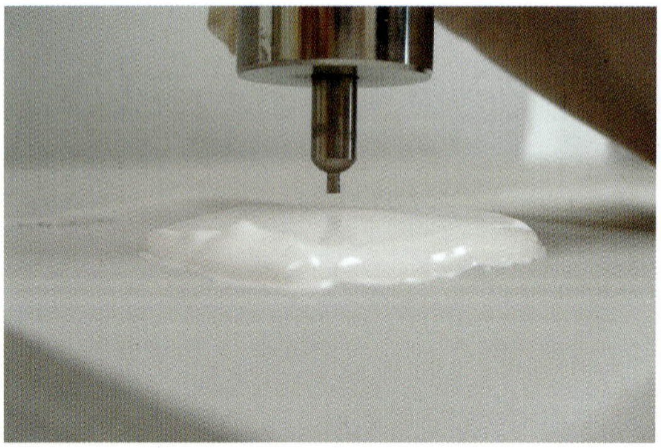
그림 8-8b

6. 혼수비에 따른 경화시간 측정을 위해 석고 시편을 두께 5mm, 폭 3cm, 길이 3cm로 만들고 실습의 조건에 따라 실습한다.

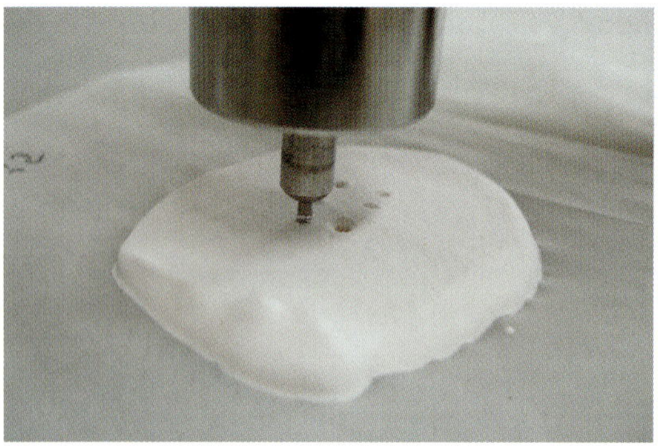
그림 8-8c

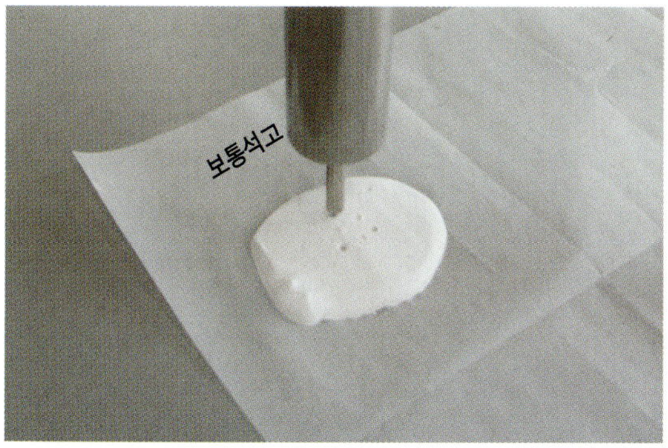

그림 8-8d

7. 보통석고, 경석고, 초경석고를 혼합시간을 달리하였을 때 경화시간에 어떤 영향을 미치는지 살펴본다.

- **1분**
- **2분**
- **3분**

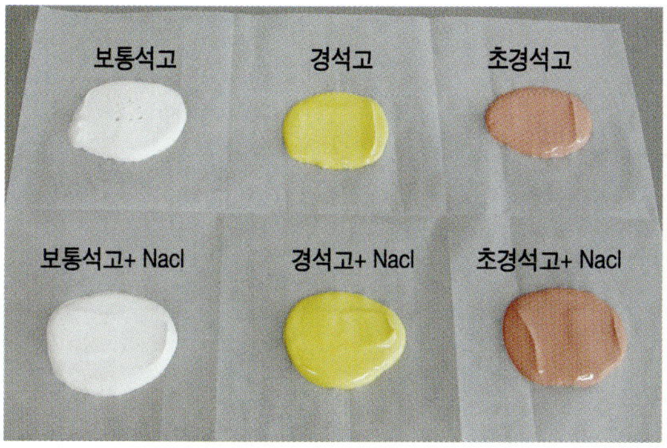

그림 8-9

8. 경화촉진제(1% NaCl, 2% K_2SO_4)를 물 대신 혼합하였을 때 경화시간에 어떤 영향을 미치는지 살펴본다(그림 8-9).

Ⅲ. 강도 검사

⊙ 보통석고, 경석고, 초경석고의 강도에 차이가 있는가?

※ 실습조건
- 보통석고와 경석고
- 경석고와 초경석고
- 보통석고와 초경석고
- 혼수비를 달리한 경석고

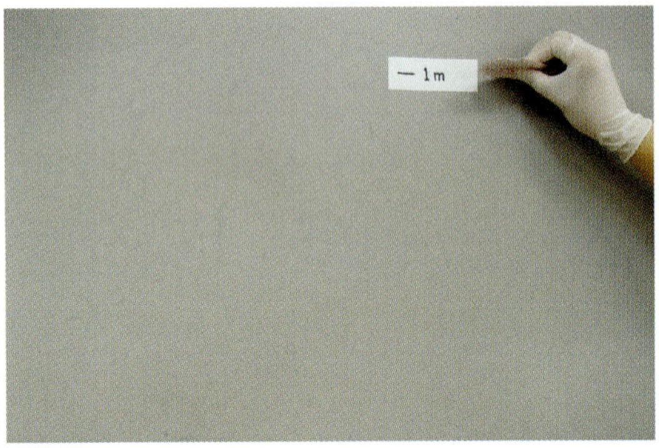

그림 8-10

1. II의 6번에서 실험한 석고를 준비한다.
2. 보통석고, 경석고, 초경석고를 1m 높이에서 떨어뜨려 본다(그림 8-10).

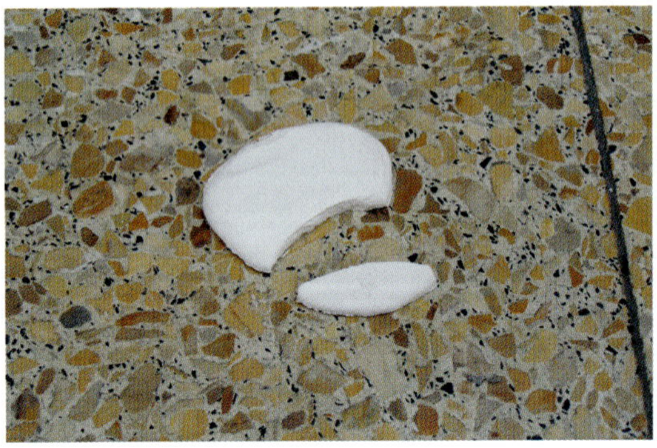
그림 8-11

3. 어떤 석고가 먼저 깨지는지 살펴보고 기록한다(그림 8-11).
4. 서로 다른 두 개를 부딪쳐 본 후 표면을 관찰한다.

■ 광택소실시간 : 석고의 경화반응이 진행되는 경우, 혼합물 표면에서 광택이 사라지는 시간. 초기 경화시간을 의미하기도 한다.
■ 초기경화시간 : 1/4 lb 길모어 니들을 올려놓는 경우, 침 자국이 생기지 않는 시간
■ 최종경화시간 : 1 lb 길모어 니들을 올려놓는 경우, 침 자국이 생기지 않는 시간

Ⅳ. 경화팽창 및 수화팽창 시험

⊙ 석고를 혼합한 후 경화팽창과 수화팽창을 측정해보자.

※ 실습조건

- 보통석고
- 경석고
- 초경석고

* 석고 70g 사용

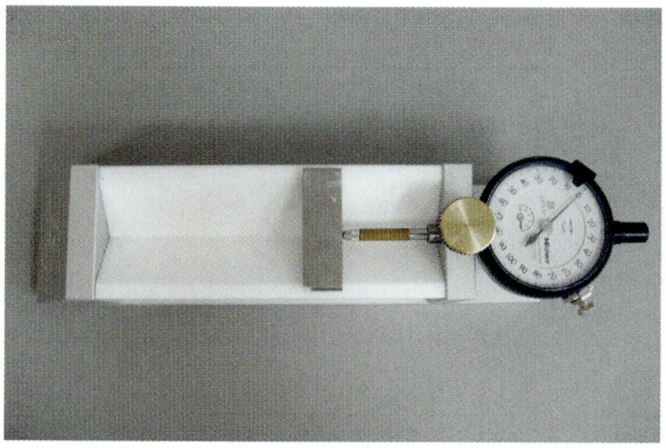

그림 8-12

1. 경화팽창 시험기에 다이얼 게이지를 연결한다(그림 8-12).

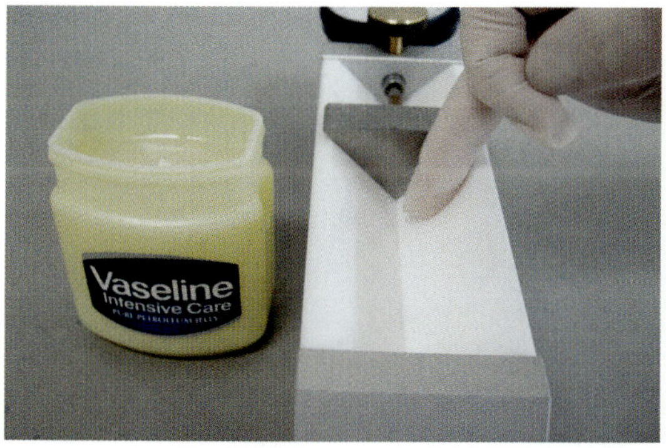

그림 8-13

2. 경화팽창 시험기 내면에 바세린(몰드 분리제)을 바르고 삼각바를 위치시킨다. 다이얼 게이지의 끝이 삼각바에 닿도록 한 후 잠금나사를 잠근다(그림 8-13).

3. 수화팽창 시험의 경우 내면에 바세린 대신에 석면(ring liner)을 위치시킨다.

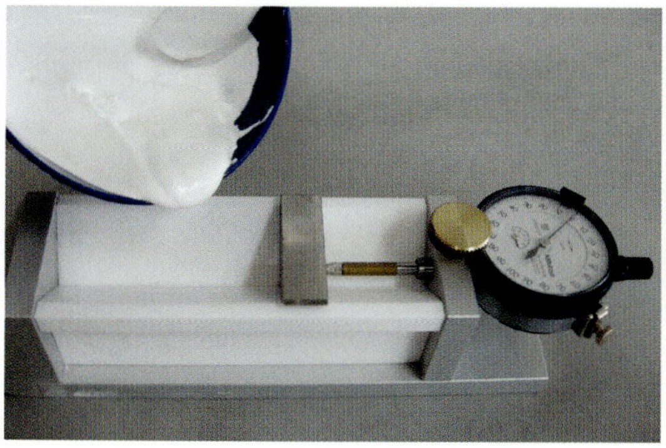

그림 8-14a

4. 혼합한 석고를 시험기 틀에 넘치지 않도록 주입하고 윗면 라인에 평행이 되도록 한다(그림 8-14a, b).

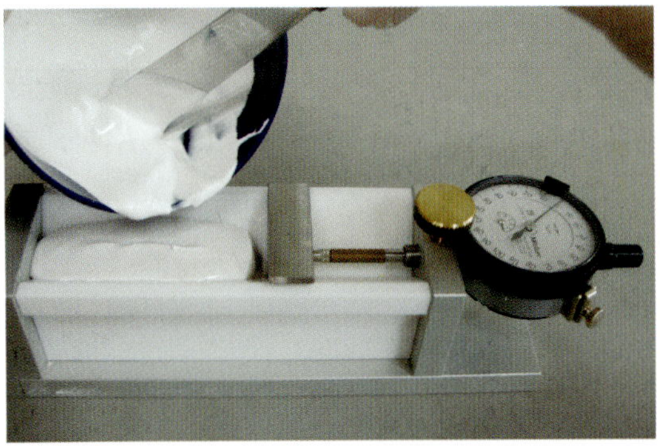
그림 8-14b

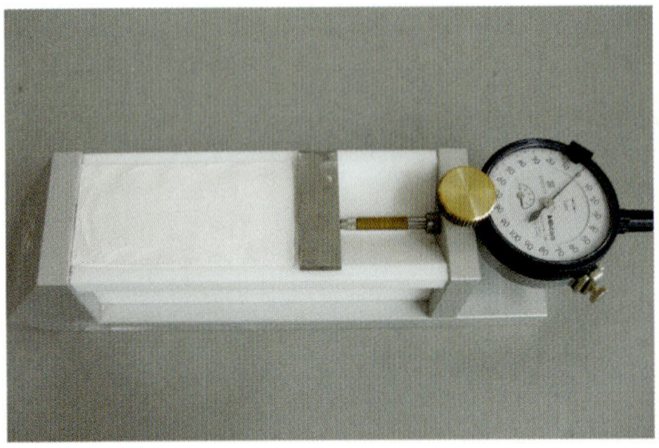
그림 8-15

5. 석고를 적용한 후 다이얼 게이지의 눈금을 0으로 맞추고, 시편의 초기길이를 측정한다(그림 8-15).

6. 1시간 후 다이얼 게이지의 눈금을 확인하여 팽창량과 최종길이를 측정하여 비교한다.

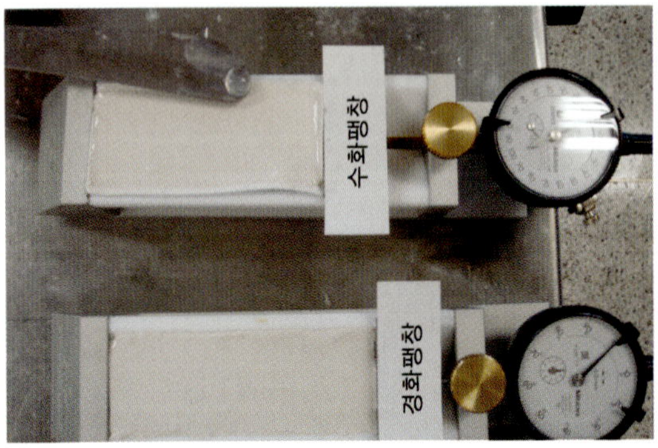

그림 8-16

7. 수화팽창은 1시간 동안 지속적으로 물을 공급해준다(그림 8-16).

$$\text{팽창율}(\%) = \frac{\text{길이 변화량}}{\text{전체길이-길이변화량}} \times 100$$

재료의 임상 적용

◈ 알지네이트 인상재를 이용하여 상호로 구강 내 인상채득 후, 석고를 혼합하여 석고 모형을 완성한다.

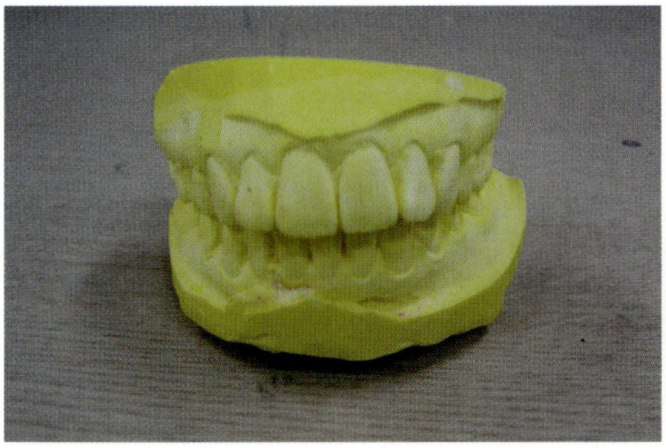

그림 8-17a

1. 알지네이트 인상재로 구강 내 상 · 하악을 채득한 후 석고분말과 액을 잘 혼합하여 인상채득된 음형인기에 조금씩 흘려보내 석고 모형을 완성한다(그림 8-17a).

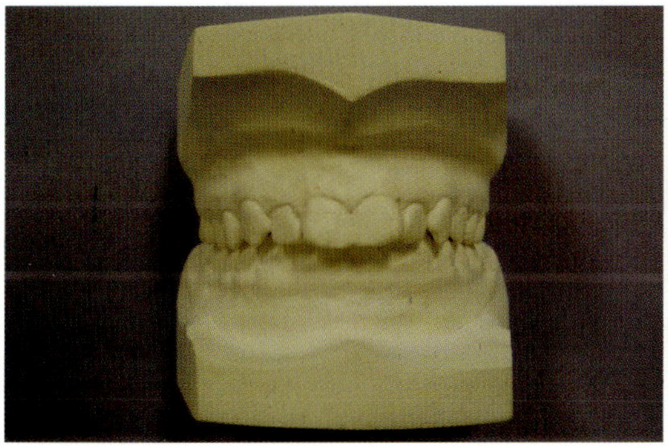

그림 8-17b

2. 완성된 석고모형(그림 8-17b)

[치과용 석고–보통석고] 제조사 지시사항 검토

제 품 명 :

제 조 사 :

제품번호 :

제품구성 :

제 조 일 :

유효기간 :

제품유형 :

사용 목적

제품 특징

사용 방법

보관 방법

주의 사항

[치과용 석고-경석고] 제조사 지시사항 검토

제 품 명 :

제 조 사 :

제품번호 :

제품구성 :

제 조 일 :

유효기간 :

제품유형 :

사용 목적

제품 특징

사용 방법

보관 방법

주의 사항

[치과용 석고-초경석고] 제조사 지시사항 검토

제 품 명 :

제 조 사 :

제품번호 :

제품구성 :

제 조 일 :

유효기간 :

제품유형 :

사용 목적

제품 특징

사용 방법

보관 방법

주의 사항

치과재료학 실습 보고서

	평가점수 :
년 월 일	이 름 :
실습 제목	
실습 내용	

실습 결과	
고　찰	

치과용 왁스 (Waxes)

실습목적

치과용 왁스의 특성을 이해하고 인레이 왁스를 이용하여 납형을 제작해 봄으로써 주조과정을 올바르게 익힌다.

실습준비물

인레이 왁스(inlay wax)	박싱 왁스(boxing wax)	유틸리티 왁스(utility wax)
베이스플레이트 왁스(baseplate wax)	스티키 왁스(sticky wax)	교합인기용 왁스
인레이 주조용 링	버니어 캘리퍼스	항 온수조(water bath)
바세린	핀셋	알코올 램프
1급 와동(O cavity) 치아 모형	왁스 조각도(P.K.T #4)	

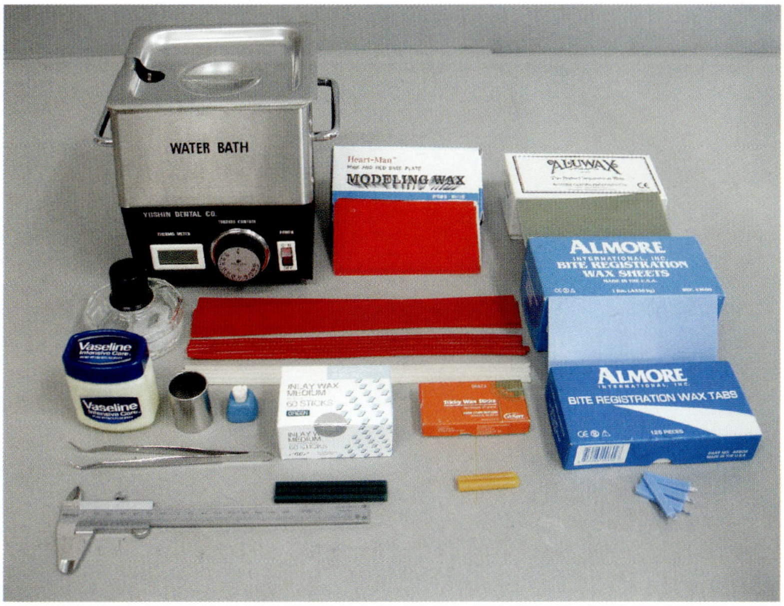

그림 9-1

재료의 기초 실습

I. 치과재료의 검사

⊙ 인레이 왁스, 베이스플레이트 왁스, 유틸리티 왁스, 박싱 왁스, 스티키 왁스에 대한 제조사의 지시사항을 검토하여 기록한다.

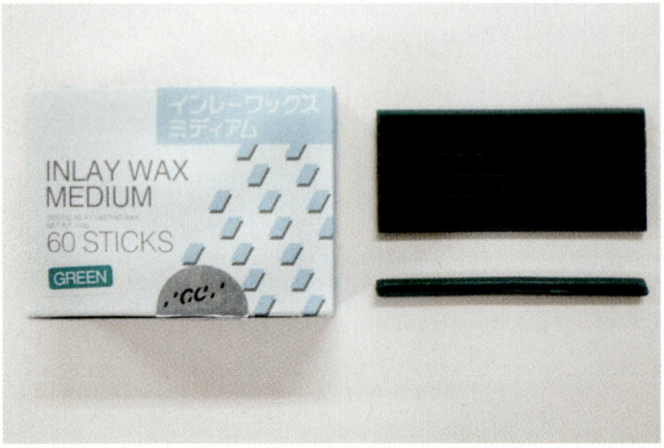

그림 9-2

1. 인레이 왁스(그림 9-2)

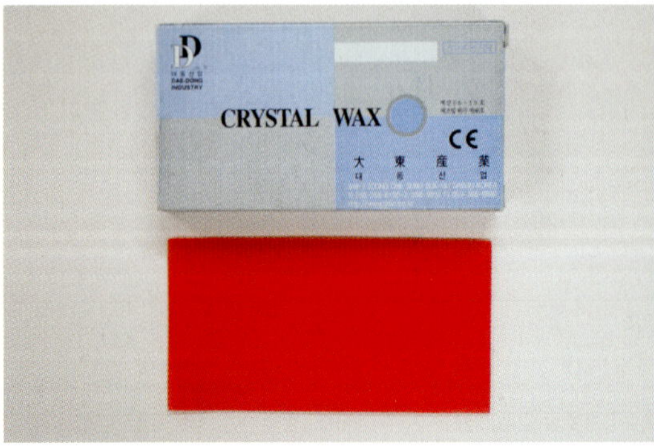

그림 9-3

2. 베이스플레이트 왁스(그림 9-3)

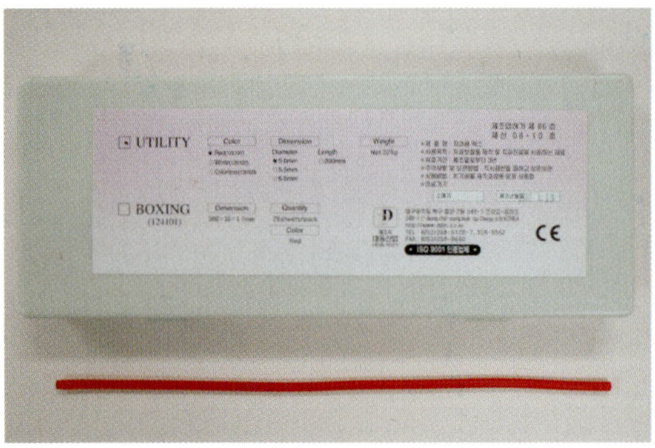

그림 9-4

3. 유틸리티 왁스(그림 9-4)

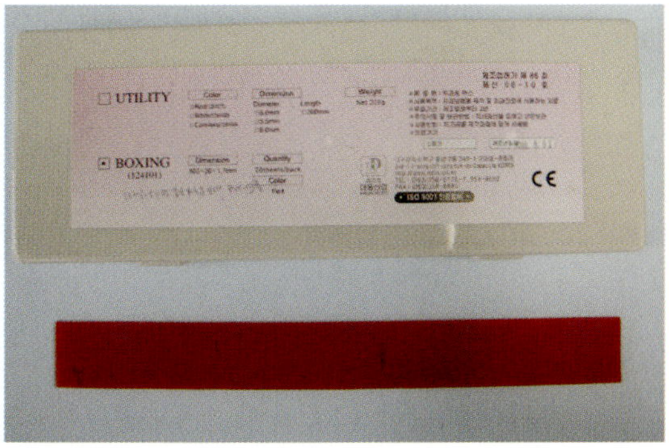

그림 9-5

4. 박싱 왁스(그림 9-5)

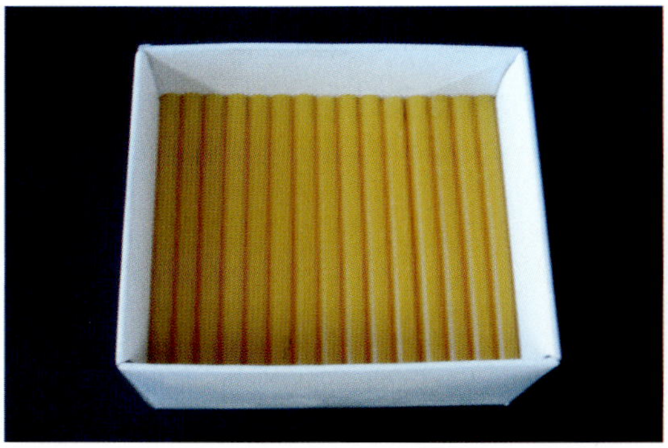
그림 9-6

5. 스티키 왁스(그림 9-6)

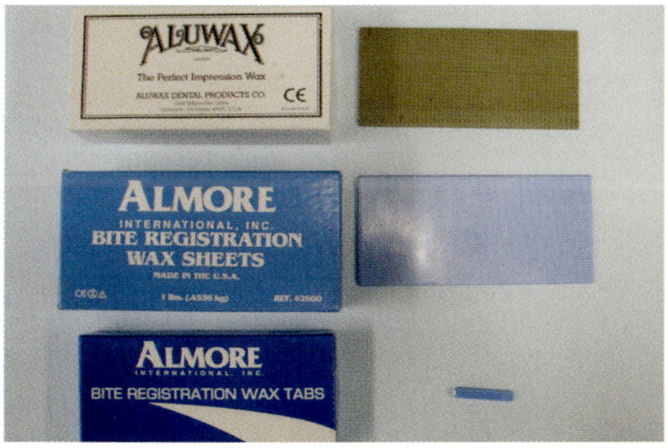

그림 9-7

6. 교합인기용 왁스(그림 9-7)

II. 변형 측정

⊙ 온도변화에 따른 왁스의 변형에 대해 살펴보자.

※ 실습조건
- 인레이 왁스
- 베이스플레이트 왁스

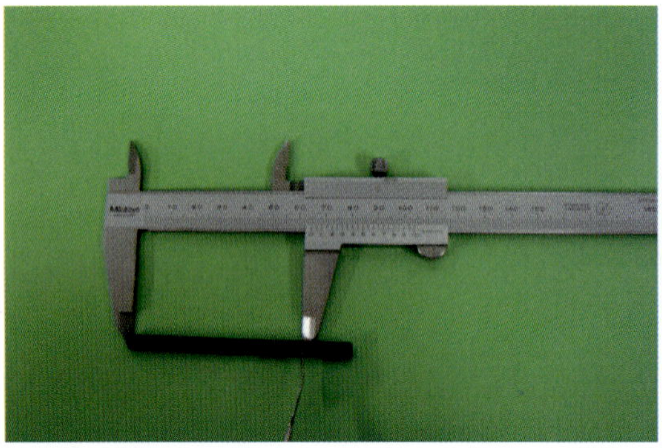
그림 9-8

1. 인레이 왁스와 베이스플레이트 왁스를 각각 준비하고, 인레이 왁스와 베이스플레이트 왁스(폭 1cm)를 6cm길이로 준비한다(그림 9-8).

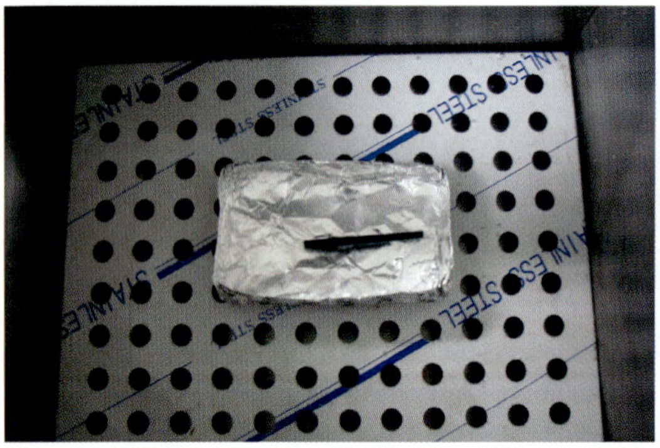
그림 9-9

2. 각각의 왁스를 40℃, 50℃의 수조에 넣고 약 5분간 기다렸다가 주조 안에서 인레이 주조용 링에 대고 천천히 구부려 반원 모양으로 만든다(그림 9-9, 10).

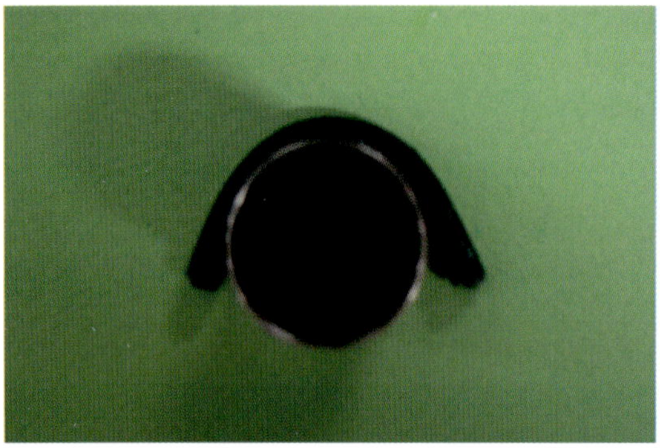
그림 9-10

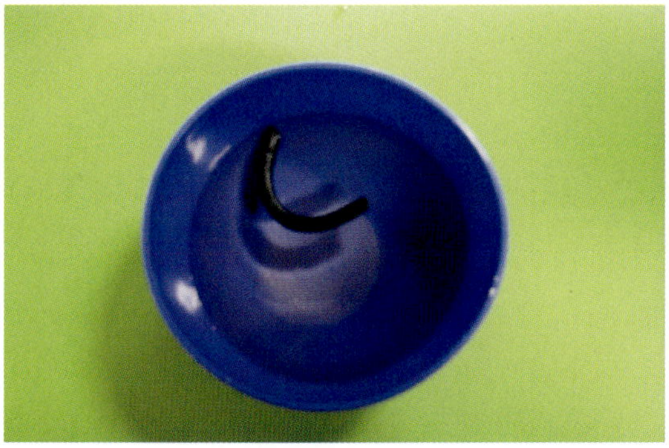

그림 9-11

3. 반원형의 왁스 시편을 변형되지 않도록 조심스럽게 링에서 떼어낸 후 실온의 물에 5분간 넣는다(그림 9-11).

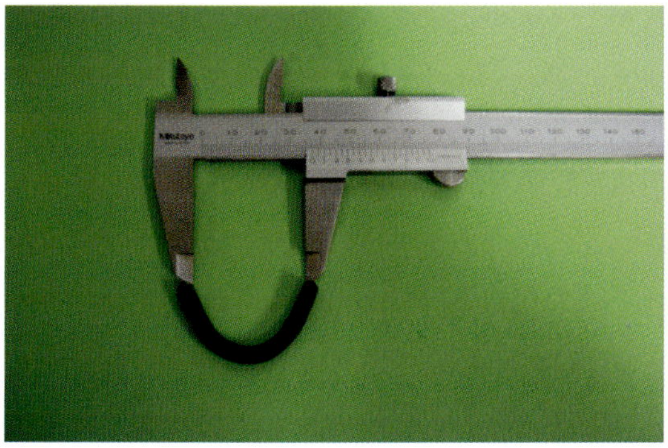

그림 9-12

4. 실온에 보관했던 시편을 꺼내 버니어 캘리퍼스로 처음길이(D_0)를 측정한다(그림 9-12).

5. 측정한 인레이 시편을 50℃의 수조에 다시 5분간 넣어둔다.

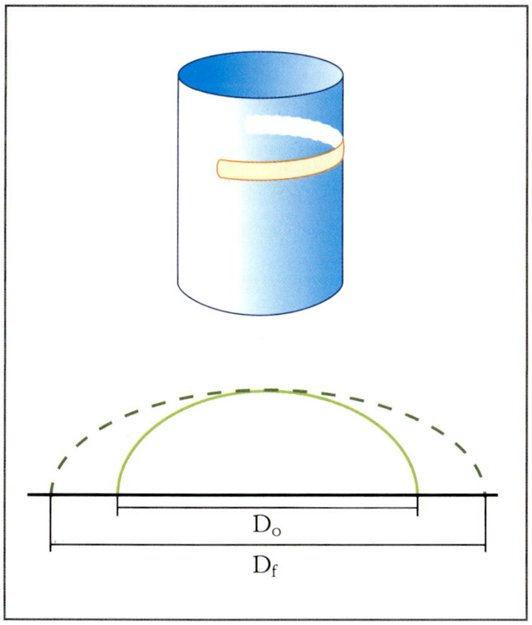

그림 9-13

6. 5분이 경과되면 다시 시편을 꺼내어 나중길이(D_f)를 측정하여 회복율을 계산한다(그림 9-13).

$$회복율(\%) = \frac{D_f - D_o}{D_o} \times 100$$

7. 어느 온도에서 구부린 것이 회복이 적게 일어났는지 인레이 왁스와 베이스플레이트 왁스를 각각 비교 · 토론한다.

재료의 임상 적용

◈ 인레이 왁스를 이용하여 납형을 제작해보자.

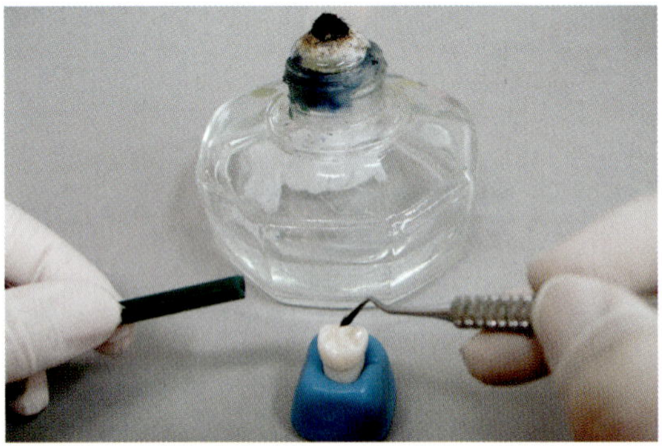

그림 9-14

1. 1급 와동(O cavity)이 형성된 치아 모형에 바세린을 바른 후 여분을 거즈로 닦아낸다.

2. 왁스 조각도를 알코올 램프에 달구어 인레이 왁스를 일부 연화시켜 떠낸다(그림 9-14).

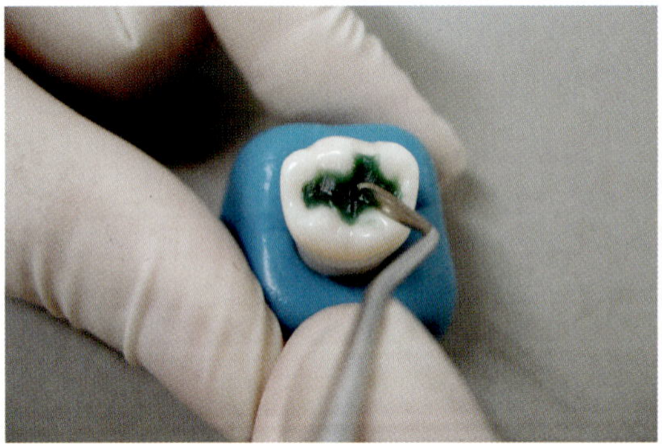

그림 9-15

3. 연화된 인레이 왁스를 소량씩 와동 내에 채운다(그림 9-15).

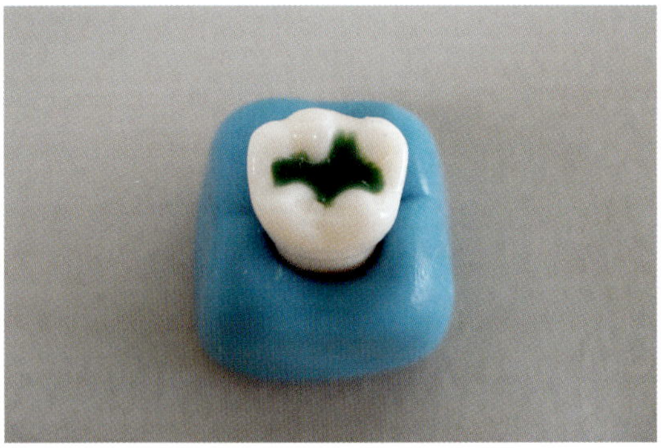

그림 9-16

4. 연화된 왁스가 와동에 채워지면 표면을 왁스 조각도로 잘 다듬어서 인레이 납형을 완성한다(그림 9-16).

◈ 교합인기용 왁스를 교합 인기해보고 교합상태를 살펴보자.

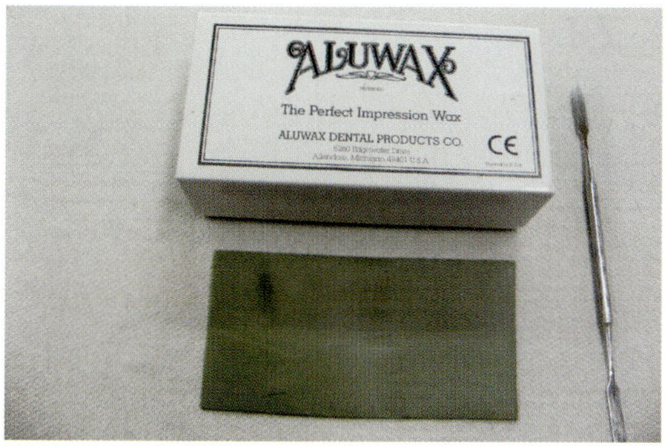

그림 9-17

1. 교합인기용 왁스와 인레이 왁스를 준비하고 치아 3개를 덮을 수 있는 크기로 알코올 램프로 왁스를 연화시킨다(그림 9-17).

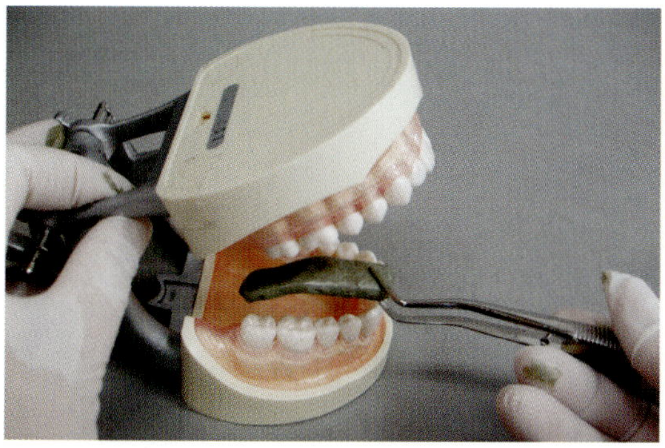

그림 9-18a

2. 교합면에 연화된 왁스를 올려 놓는다(그림 9-18a, b).

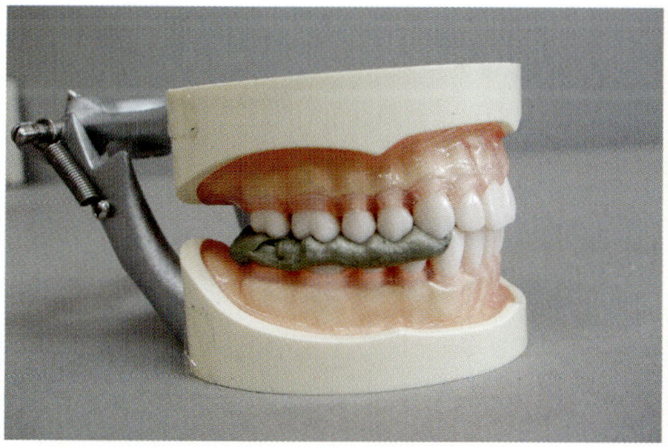

그림 9-18b

3. 왁스를 교합면에 위치시킨 후 반대편 악궁의 교합을 살펴 정상 교합 상태를 확인한다.

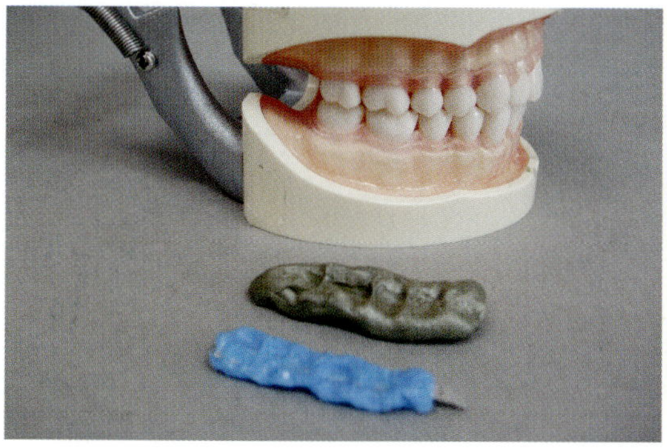

그림 9-19a

4. 10초간 물고 있다가 연화된 왁스가 굳어지면 꺼내어 교합면의 인기된 상태를 확인한다(그림 9-19a, b).

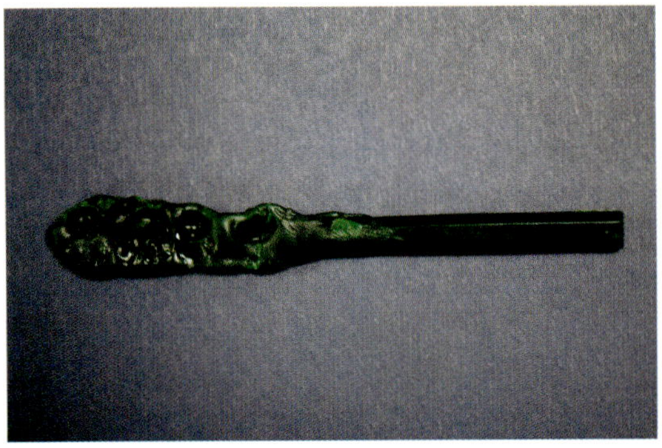

그림 9-19b

5. 상호 실습을 통하여 교합인기를 채득한 후 왁스의 상태를 확인한다.

◈ 접착력을 가지고 있는 스티키 왁스(sticky wax)를 인레이 링 표면에 붙여보아 접착력을 확인해본다.

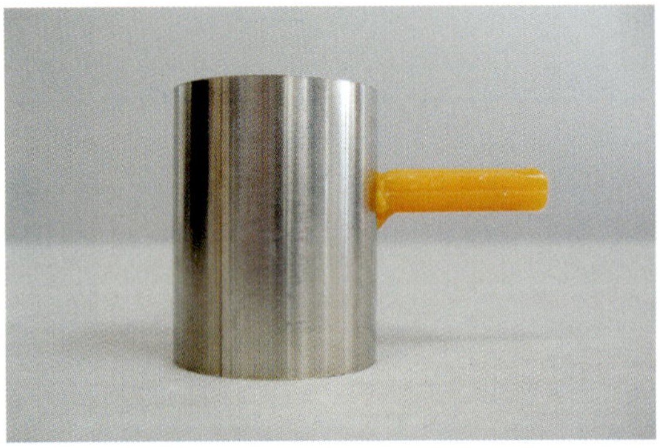

그림 9-20

1. Sticky wax를 알코올 램프에 연화시킨 후 인레이 링 표면에 붙여보아 접착력을 확인해본다(그림 9-20).

◈ 박싱 왁스(Boxing wax)를 이용하여 석고모형의 틀을 만들어본다.

1. Boxing wax는 인상재를 채운 후 석고 모형을 확장하여 기재부를 만들어야 하는 경우 사용된다(그림 9-21a, b, c, d).

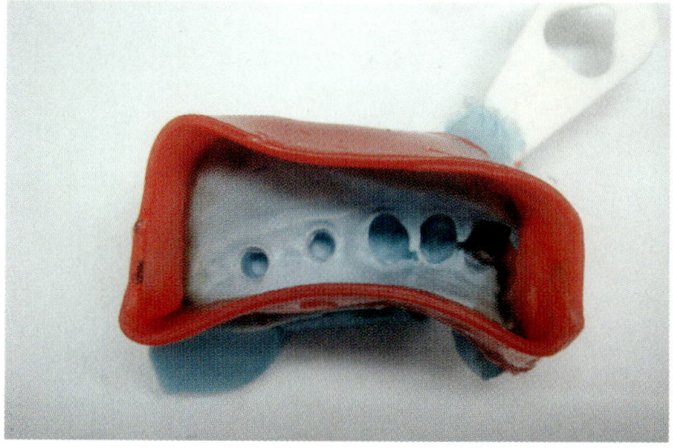

그림 9-21a

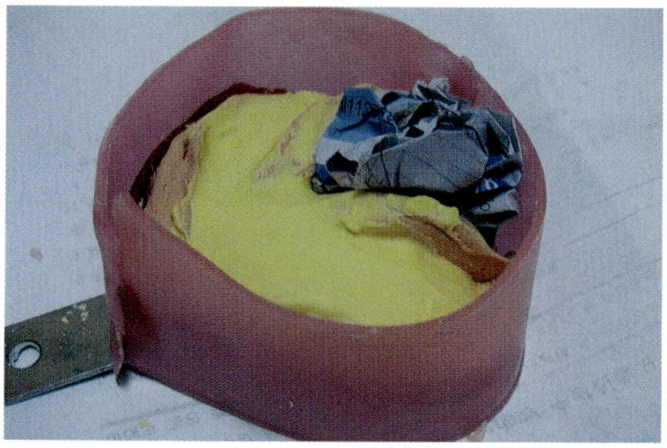

그림 9-21b

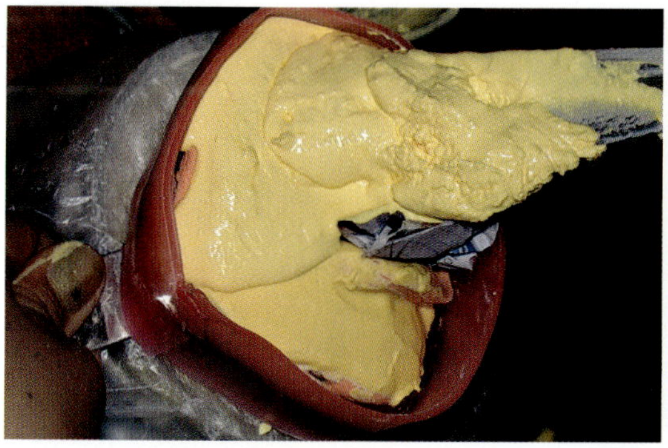

그림 9-21c

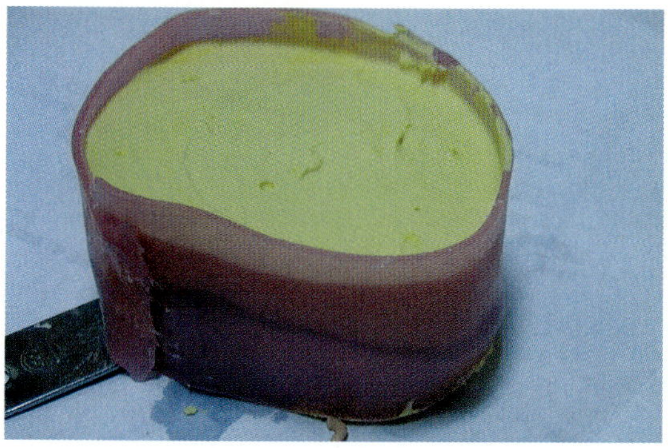

그림 9-21d

[치과용 왁스-인레이 왁스] 제조사 지시사항 검토

제 품 명 :

제 조 사 :

제품번호 :

제품구성 :

제 조 일 :

유효기간 :

사용 목적

제품 특징

사용 방법

보관 방법

주의 사항

[치과용 왁스-베이스플레이트 왁스] 제조사 지시사항 검토

제 품 명 :	제 조 사 :
제품번호 :	제품구성 :
제 조 일 :	유효기간 :

사용 목적

제품 특징

사용 방법

보관 방법

주의 사항

[치과용 왁스-유틸리티, 박싱 왁스] 제조사 지시사항 검토

제 품 명 :

제 조 사 :

제품번호 :

제품구성 :

제 조 일 :

유효기간 :

사용 목적

제품 특징

사용 방법

보관 방법

주의 사항

[치과용 왁스-스티키 왁스] 제조사 지시사항 검토

제 품 명 :

제 조 사 :

제품번호 :

제품구성 :

제 조 일 :

유효기간 :

사용 목적

제품 특징

사용 방법

보관 방법

주의 사항

[치과용 왁스-교합인기용 왁스] 제조사 지시사항 검토

제 품 명 :

제 조 사 :

제품번호 :

제품구성 :

제 조 일 :

유효기간 :

사용 목적

제품 특징

사용 방법

보관 방법

주의 사항

치과재료학 실습 보고서

	평가점수 :
년 월 일	이름 :
실습 제목	
실습 내용	

실습 결과	
고　　찰	

왁스 모형제작 및 매몰 (Casting procedure)

실습목적

주조과정을 통해 정확한 주조체를 만들기 위해 필요한 조건을 알아본다.

실습준비물

인레이 석고 다이	인레이 주조용 링	인레이 왁스
주입선(sprue) 왁스	베이스플레이트 왁스	왁스 조각도(P.K.T #4)
알코올 램프	왁스 분리재	계면활성제(wetting agent)
매몰재	러버 볼 및 스파튤라	석면(ring liner)
원추대	붓	

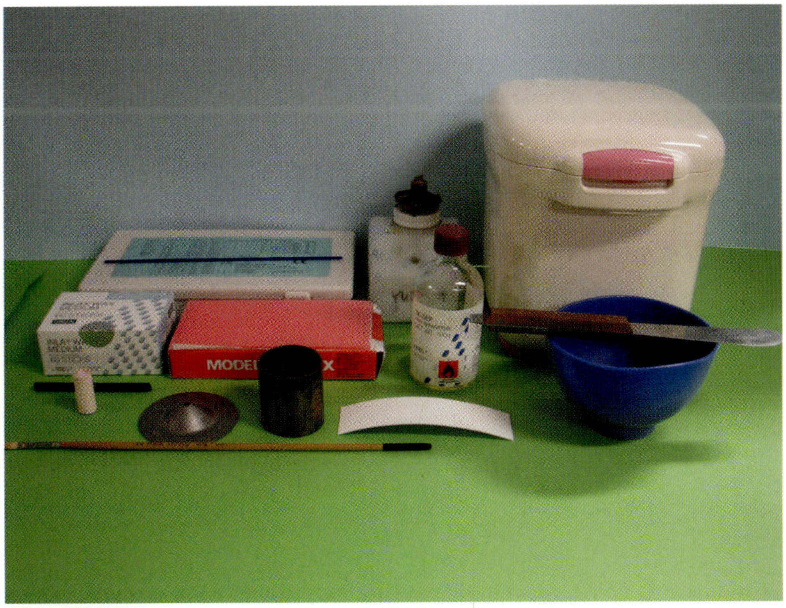

그림 10-1

재료의 기초 실습

I. 치과재료의 검사

◉ 치과용 매몰재에 대한 제조사의 지시사항을 검토하여 기록한다.

※ 실습조건
- 석고계 매몰재
  - 경화팽창(정상, 묽은 혼합, 된 혼합)
  - 수화 팽창(정상)
- 인산염계 매몰재
  - 경화팽창(정상, 묽은 혼합, 된 혼합)

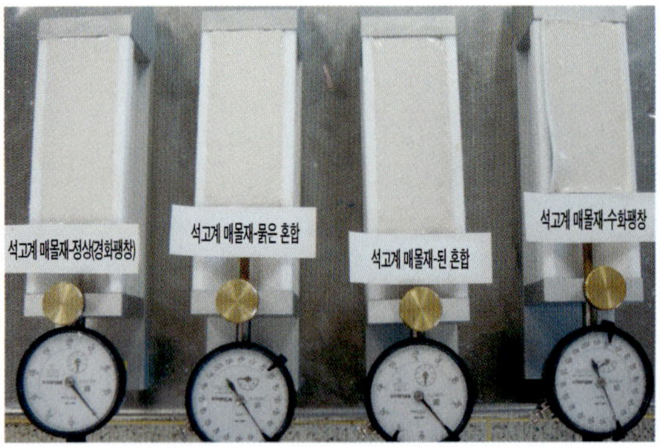

그림 10-2a

1. 석고계 매몰재와 인산염계 매몰재를 준비한다.

2. 경화팽창 시험기를 이용하여 석고에서 사용한 방법과 같이 석고계 매몰재의 경화팽창과 수화팽창을 실험해본다(그림 10-2a, b).

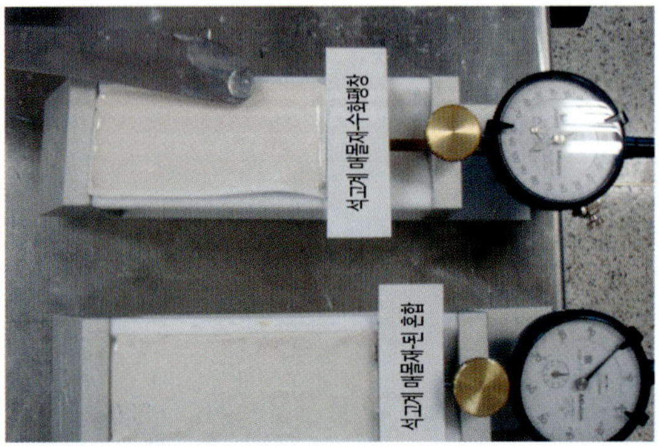

그림 10-2b

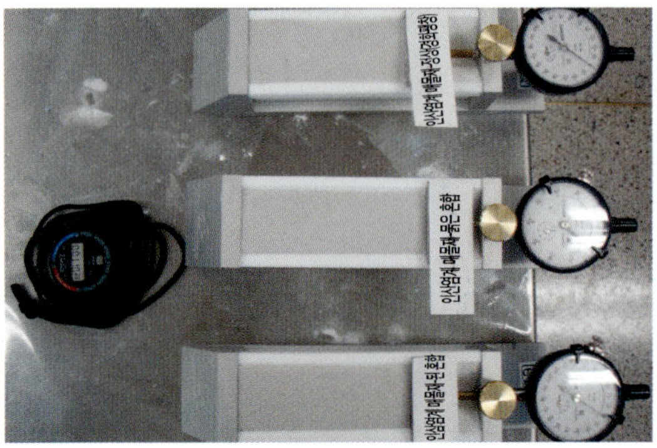
그림 10-3

3. 인산염계 매몰재의 경화팽창을 실험한다(그림 10-3).

4. 실습조건에 따라 실험한다.

재료의 임상 적용

◈ 인레이 제작과정을 이해한다.

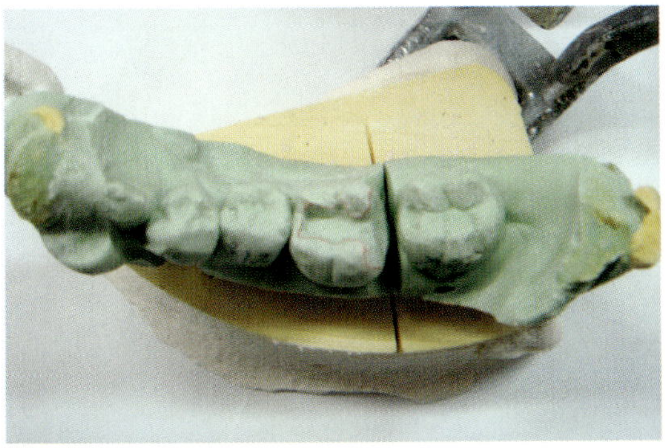

그림 10-4

1. 인레이 석고 다이를 준비한다(그림 10-4).

2. 인레이 석고 다이에 왁스 분리재를 바르고 인레이 왁스를 연화하여 적층법 또는 압접법을 이용하여 납형(왁스 패턴)을 제작한다.

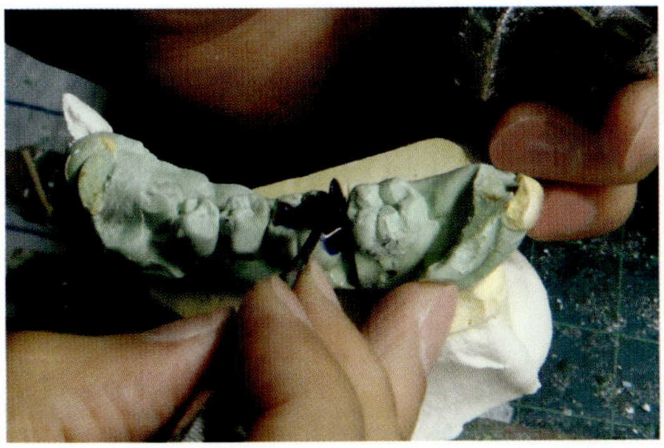

그림 10-5

3. 인레이 왁스 패턴을 조각도를 이용하여 깨끗하게 잘 다듬는다(그림 10-5).

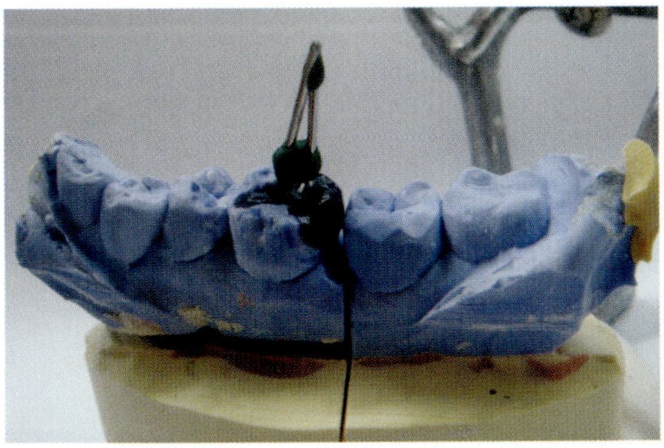

그림 10-6a

4. 주입선을 설치한다(그림 10-6a, b).

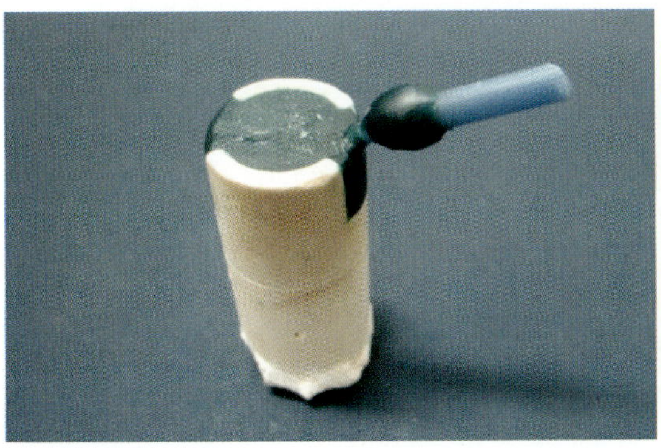

그림 10-6b

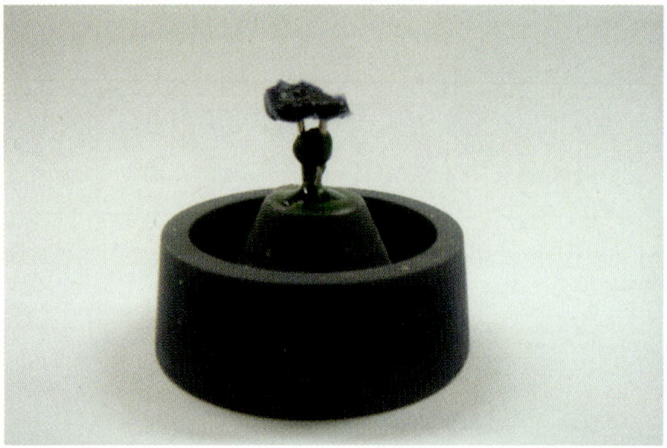

그림 10-7a

5. 주입선이 부착된 왁스 패턴을 원추대에 고정하고, 왁스패턴과 주입선 전면에 계면활성제를 도포한다(그림 10-7a, b).

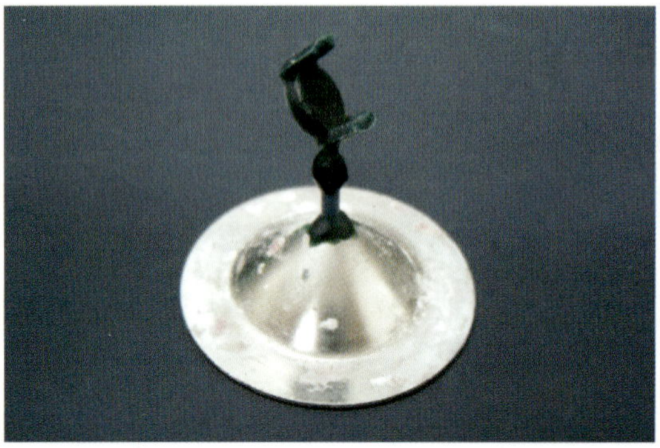

그림 10-7b

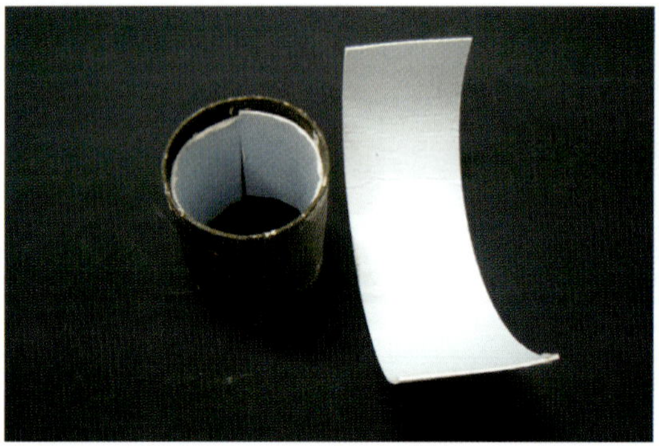

그림 10-8

6. 매몰재의 팽창을 보상하기 위해 석면을 물에 묻혀 내면에 위치시킨다(그림 10-8).

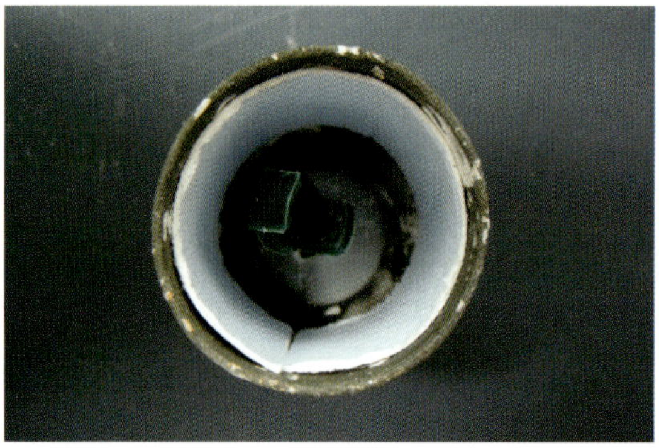

그림 10-9

7. 원추대 위에 인레이 주조용 링을 위치시킨다. 이때 왁스패턴이 주조용 링 가운데 위치되도록 한다(그림 10-9).
Sprue 왁스의 접착력 정도를 확인한 후, 매몰재를 주입한다.

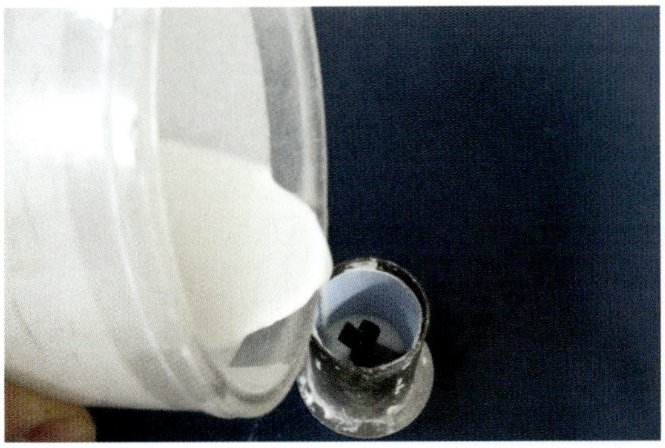
그림 10-10a

8. 매몰재를 혼합하여 매몰한다.

9. 매몰재를 주입하기 전에 소량의 매몰재를 붓으로 왁스패턴에 먼저 바른 후 매몰재를 주입한다(그림 10-10a, b).

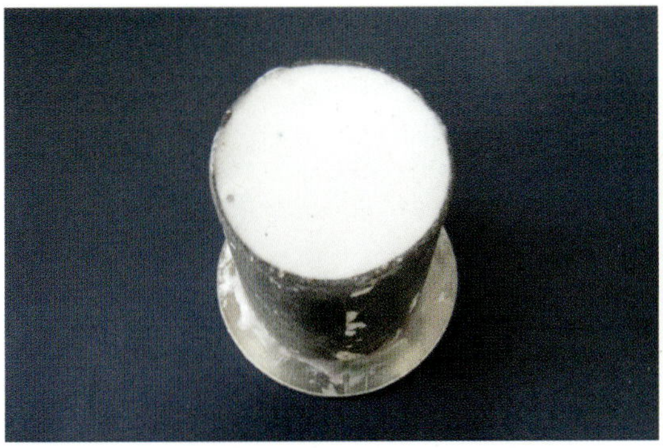
그림 10-10b

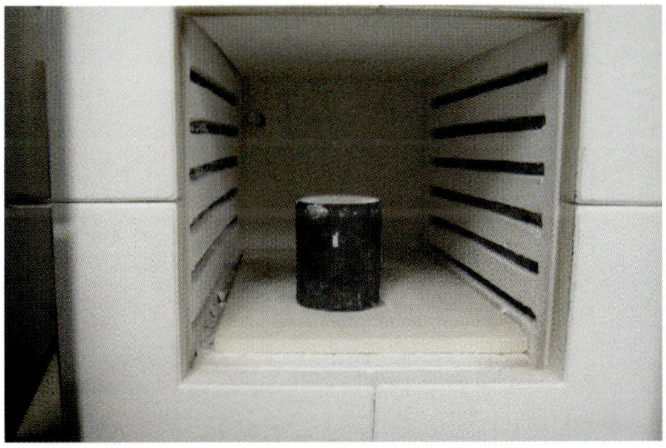
그림 10-11

10. 매몰재를 소환로에 위치시킨다(그림 10-11). 소환로에서 주형을 가열하여 왁스가 모두 제거될 수 있도록 한다.

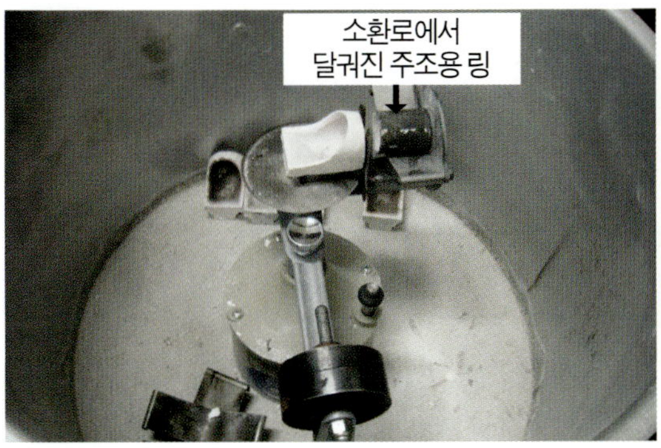

그림 10-12

11. 소환로에서 달궈진 주조용 링을 원심분리기에 위치시킨다(그림 10-12).

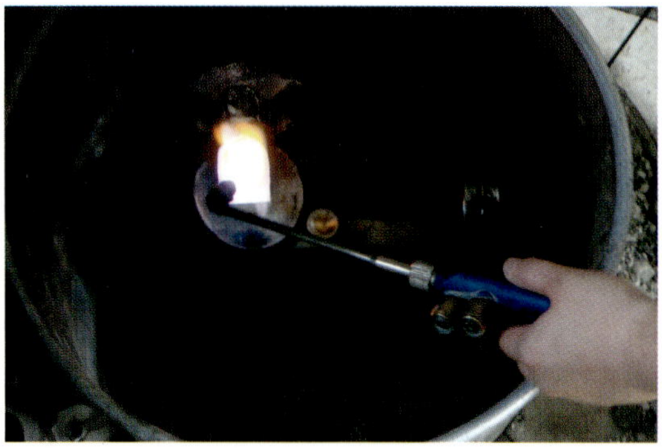

그림 10-13

12. 도가니에서 환원대의 불꽃을 이용하여 합금을 융해시킨다(그림 10-13).

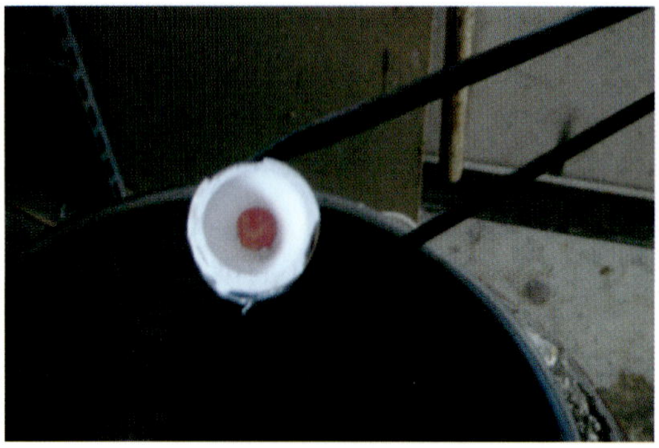

그림 10-14

13. 원심분리기 작동이 멈춘 후 인레이 주조용 링의 금속 주입구(그림 10-14)

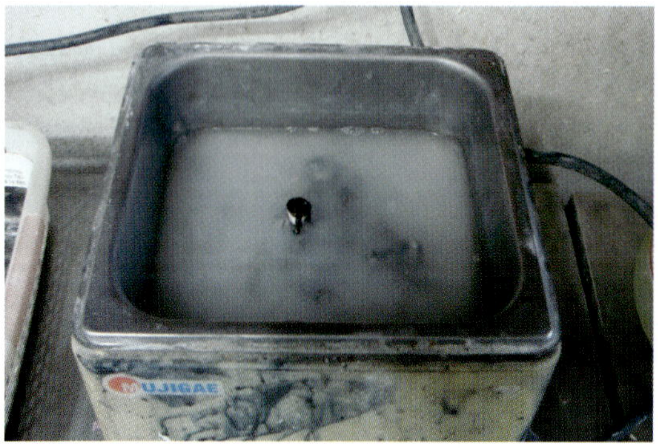

그림 10-15

14. 주조체에 붙은 매몰재를 제거하기 위해 초음파 세척한다(그림 10-15).

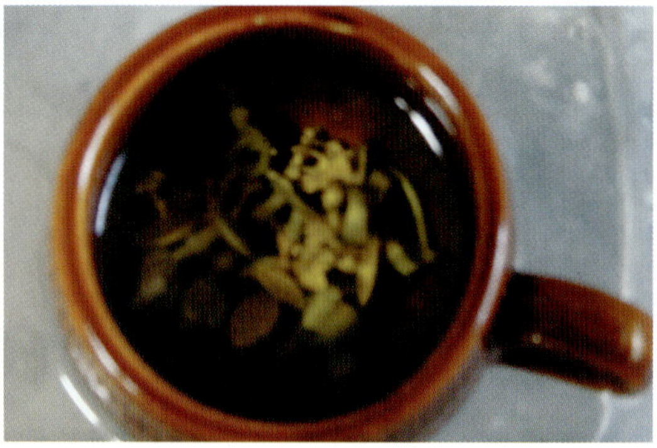

그림 10-16

15. 주조체와 표면의 산화물을 산세(acid pickling) 처리하여 제거한다(그림 10-16).

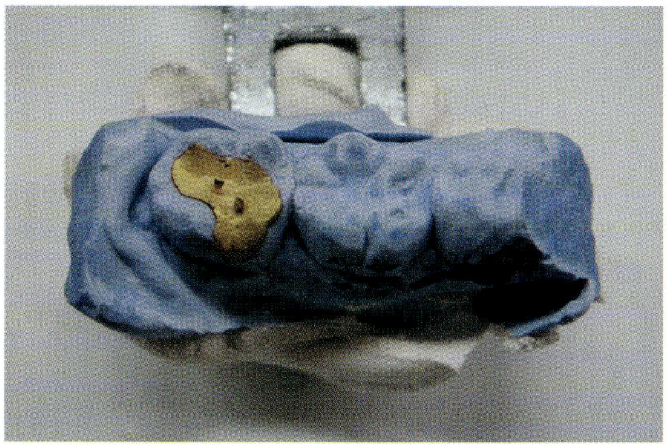
그림 10-17

16. 인레이 모델에 적용된 주조체(그림 10-17)

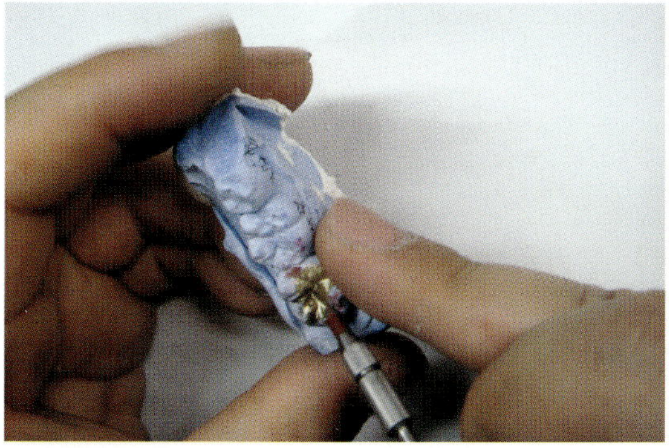
그림 10-18a

17. 주조체의 표면을 연마한다(그림 10-18a, b).

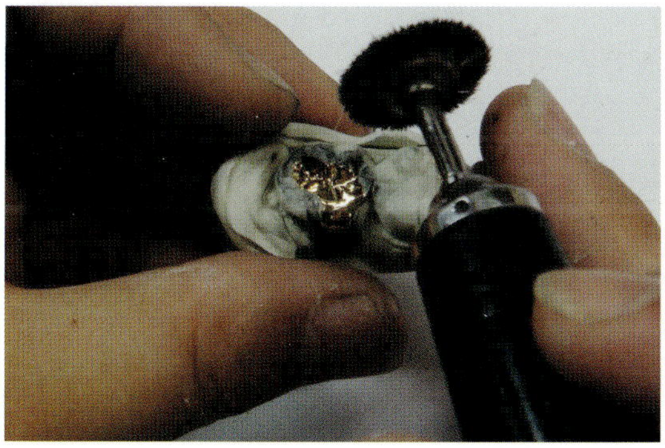
그림 10-18b

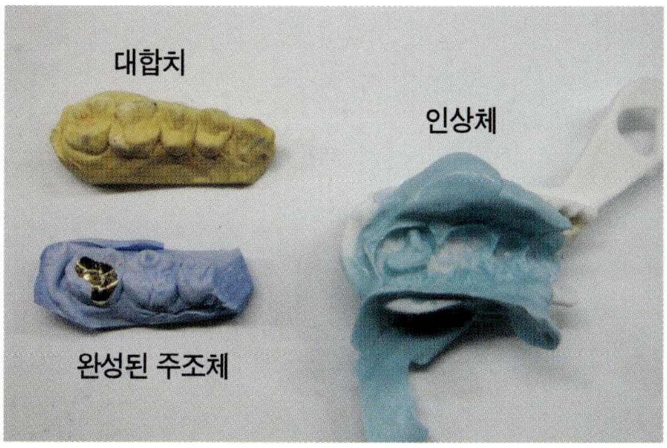

그림 10-19

18. 완성된 주조체와 대합치, 인상체(그림 10-19)

[석고계 매몰재] 제조사 지시사항 검토

제 품 명 :

제 조 사 :

제품번호 :

제품구성 :

제 조 일 :

유효기간 :

제품유형 :

사용 목적

제품 특징

사용 방법

보관 방법

주의 사항

[인삼염계 매몰재] 제조사 지시사항 검토

제 품 명 :

제 조 사 :

제품번호 :

제품구성 :

제 조 일 :

유효기간 :

제품유형 :

사용 목적

제품 특징

사용 방법

보관 방법

주의 사항

치과재료학 실습 보고서

<table>
<tr><td colspan="2" align="right">평가점수 :</td></tr>
<tr><td colspan="2">년 월 일 이름 :</td></tr>
<tr><td>실습 제목</td><td></td></tr>
<tr><td>실습 내용</td><td></td></tr>
</table>

실습 결과	
고　　찰	

치과용 시멘트
(Dental cements)

실습목적

치과에서 주로 사용되는 치과용 시멘트의 특성에 대하여 이해하고 각각의 다루는 방법을 익힌다.

실습준비물

- 인산아연 시멘트(zinc phosphate cement)
- 폴리카복실레이트 시멘트(polycarboxylate cement)
- 글라스 아이오노머 시멘트(glass ionomer cement)
- 스파튤라(플라스틱, 금속)
- 1 lb 길모어 니들
- 온도계
- 초시계
- 산화아연유지놀 시멘트(zinc oxide eugenol cement)
- 레진 시멘트(resin cement)
- 유리혼합판(실온보관, 냉동보관)
- 혼합지
- 알루미늄 호일
- 슬라이드 글라스

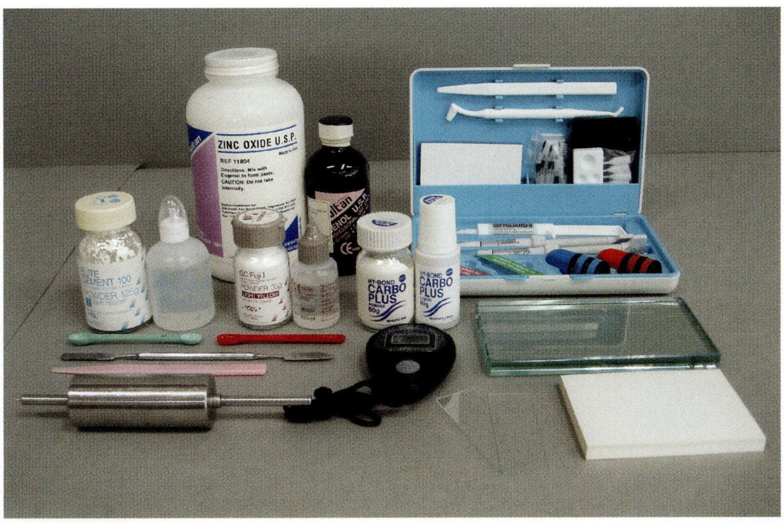

그림 11-1

재료의 기초 실습

I. 치과재료의 검사

⊙ 인산아연 시멘트, 글라스 아이오노머 시멘트, 폴리카복실레이트 시멘트, 산화아연유지놀 시멘트, 레진 시멘트에 대한 제조사의 지시사항을 검토하여 기록한다.

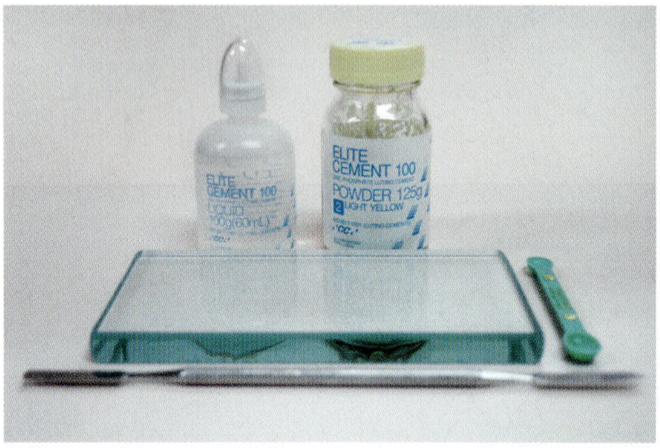

그림 11-2

1. 인산아연시멘트(그림 11-2)

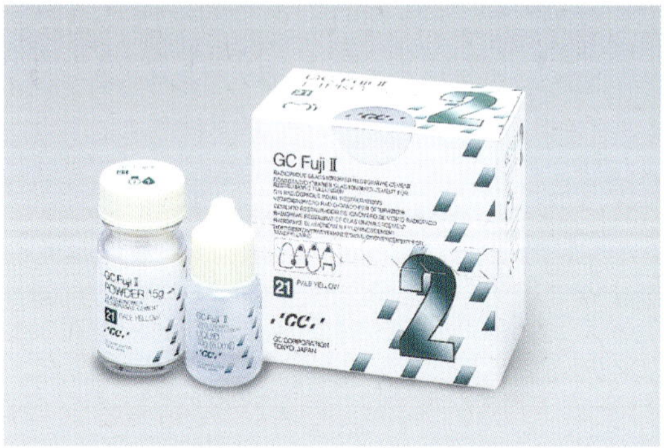

그림 11-3

2. 글라스 아이오노머 시멘트(그림 11-3)

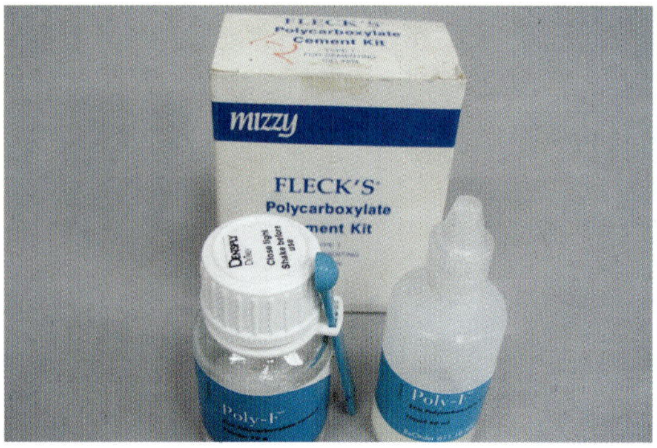

그림 11-4

3. 폴리카복실레이트 시멘트(그림 11-4)

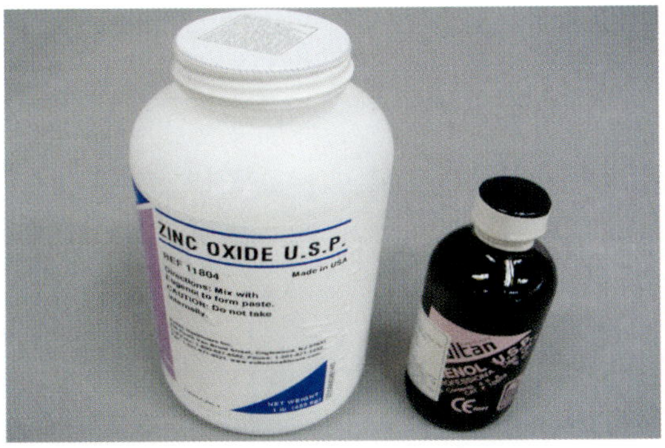

그림 11-5

4. 산화아연유지놀 시멘트(그림 11-5)

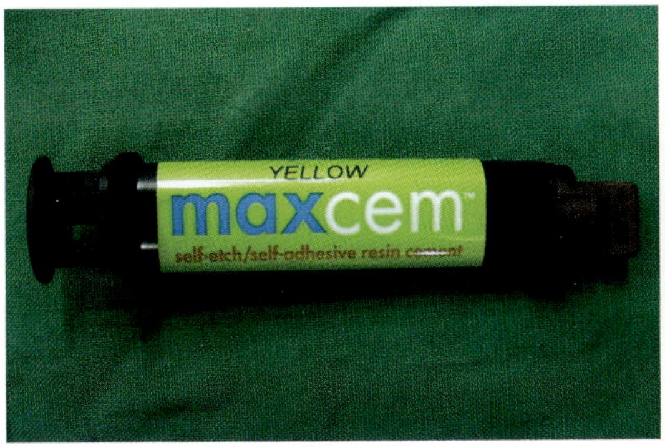

그림 11-6

5. 레진 시멘트(그림 11-6)

II. 경화시간 측정 및 비교

1. 인산아연 시멘트(zinc phosphate cement)

⊙ 혼합판의 온도를 다르게 하여 경화시간을 비교해보자.
⊙ 각 시멘트의 경화시간에 미치는 요인에 대해 살펴보자.

※ 실습조건
- 실온보관 혼합판
- 냉동보관 혼합판

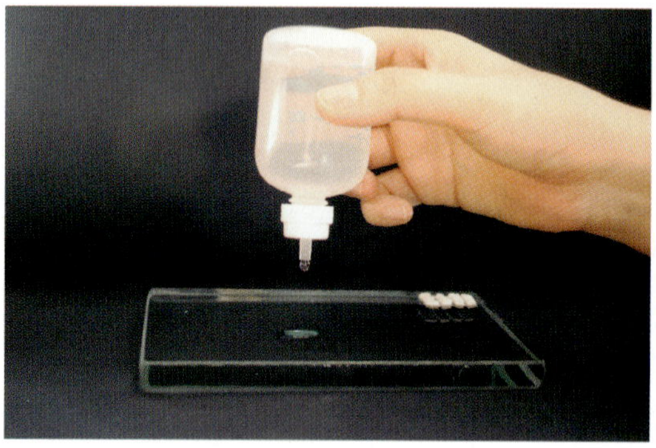

그림 11-7

1) 깨끗한 유리 혼합판을 준비한 후 분말과 용액을 그림과 같이 유리판에 놓는다(그림 11-7).

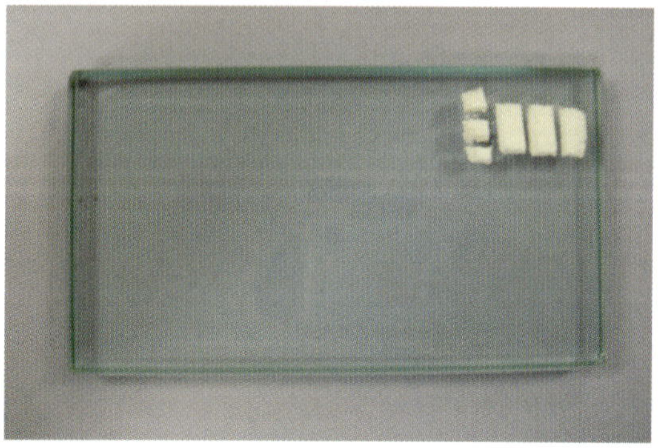

그림 11-8a

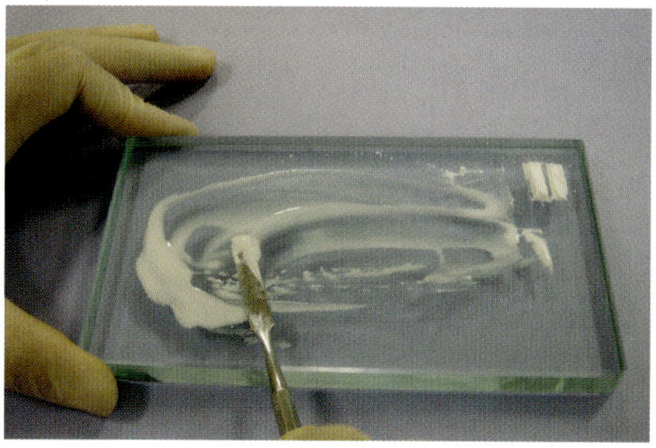

그림 11-8b

2) 분말을 6등분으로 나누어 놓고 처음 1/6을 10초간 혼합하기 시작해서 순서대로 모두 90초간 혼합한다(그림 11-8a, b).

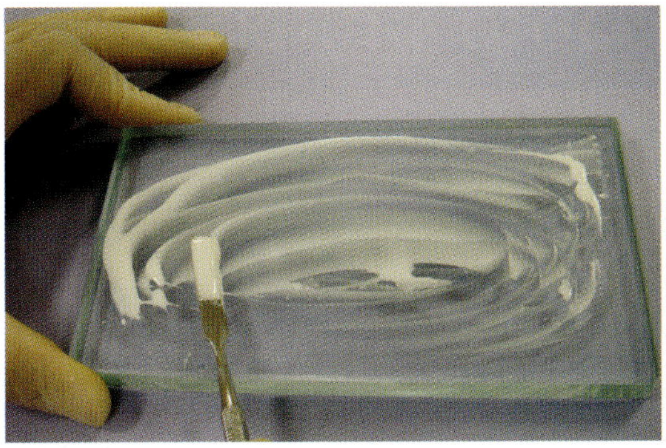
그림 11-8c

3) 유리 혼합판의 전체 면적을 최대한 이용하면서 혼합한다(그림 8-C).

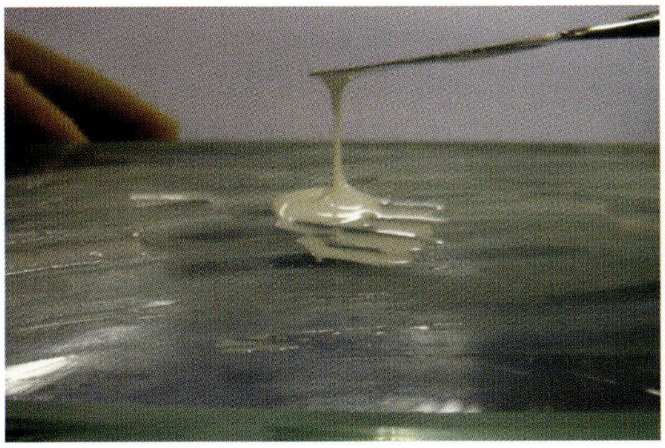
그림 11-9

4) 적당한 점도를 확인한다(그림 11-9).

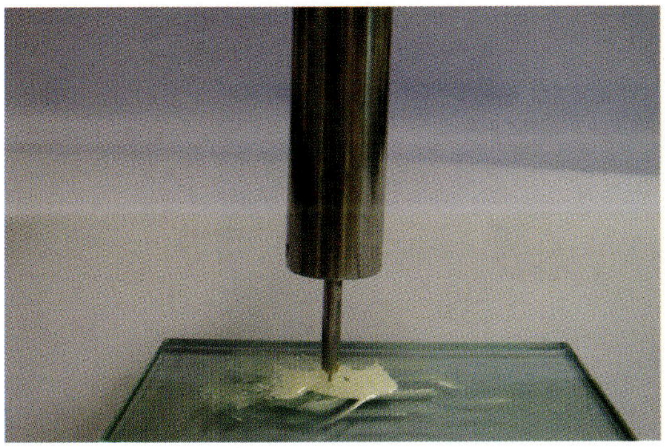
그림 11-10

5) 혼합된 시멘트를 1 lb 길모어 니들을 이용해서 경화시간을 측정한다(그림 11-10).

6) 혼합판의 온도를 다르게 하여 혼합한 인산아연 시멘트의 경화시간을 상호 비교한다.

- **실온보관 혼합판**
- **냉동보관 혼합판**

7) 이 실습의 임상적인 중요성을 토론해보자.

■ **경화시간 측정 : 1 lb 길모어 니들을 가볍게 올려놓았을 때 침 자국이 생기지 않는 시간.**

2. 글라스 아이오노머 시멘트(glass ionomer cement)

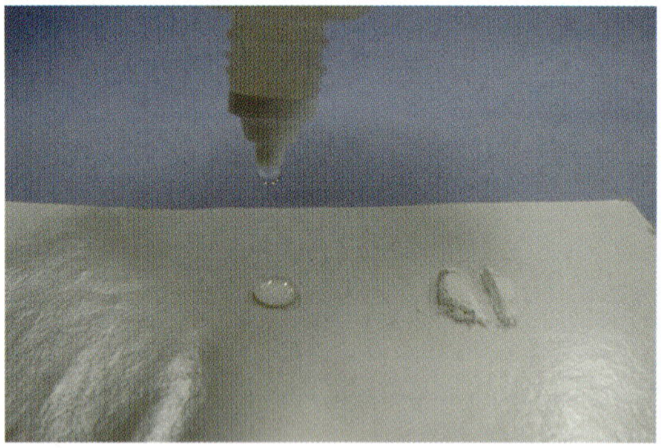

그림 11-11

1) 제조자의 지시에 따라 글라스 아이오노머 시멘트의 분말과 용액을 준비한다(그림 11-11).

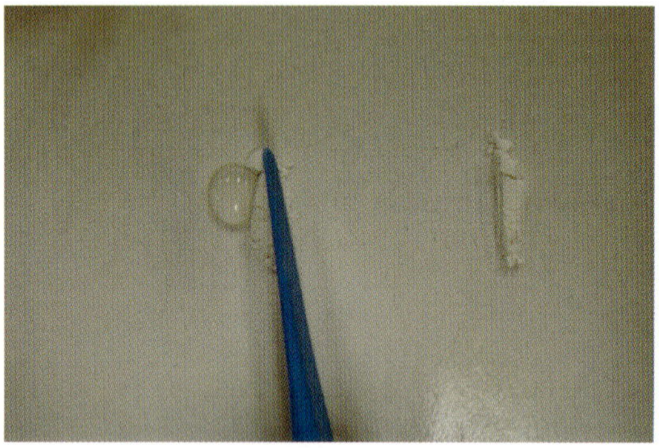

그림 11-12

2) 글라스 아이오노머 시멘트를 30초간 혼합한다(그림 11-12).

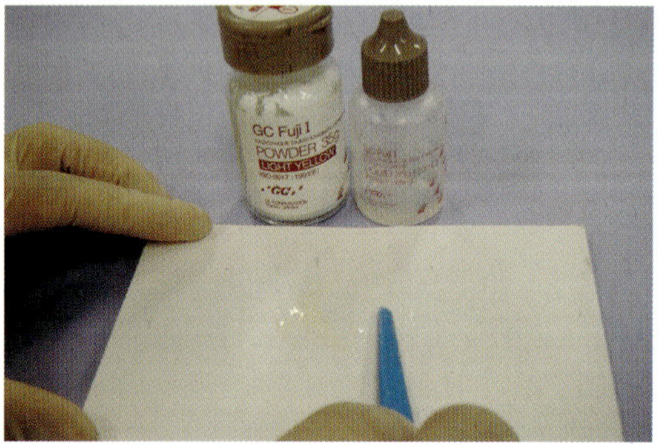

그림 11-13

3) 글라스 아이오노머 시멘트 혼수비를 달리해서 합착용과 베이스용으로 30초간 혼합한 후 경화시간을 비교한다(그림 11-13).

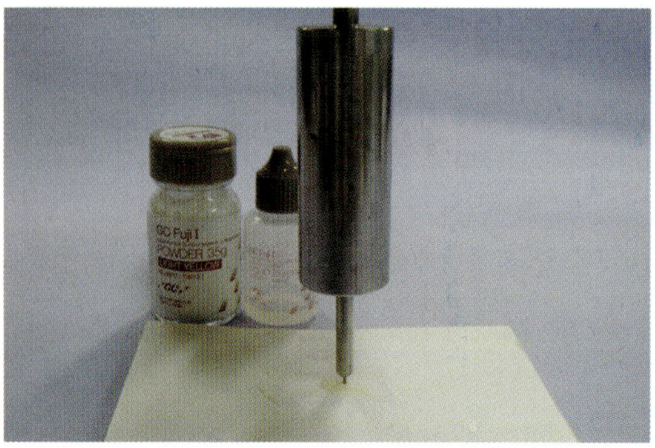

그림 11-14

4) 혼합된 글라스 아이오노머 시멘트를 1 lb 길모어 니들을 이용해서 경화시간을 측정한다(그림 11-14).

3. 폴리카복실레이트 시멘트(polycarboxylate cement)

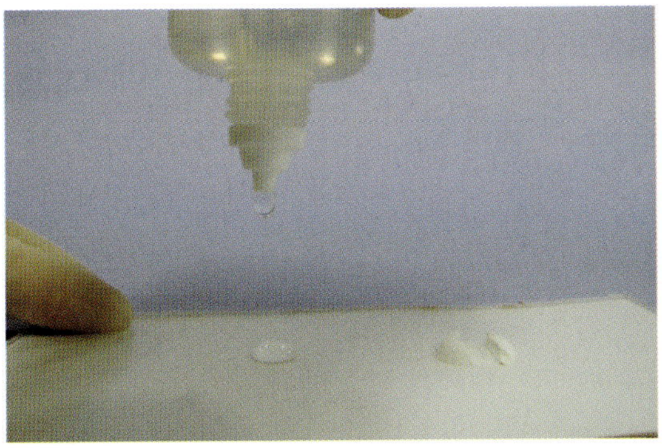

그림 11-15

1) 제조자의 지시에 따라 폴리카복실레이트 시멘트의 분말과 용액을 준비한다(그림 11-15).

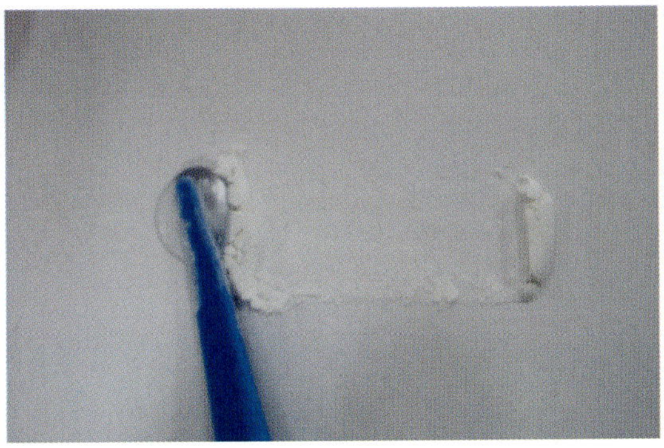

그림 11-16a

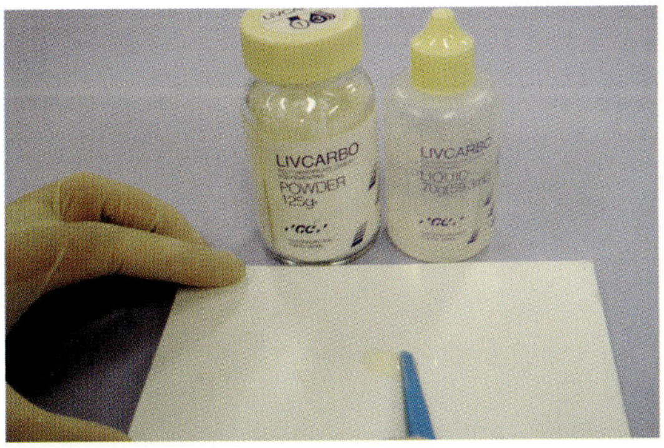

그림 11-16b

2) 폴리카복실레이트 시멘트를 30초간 혼합한다(그림 11-16a, b).

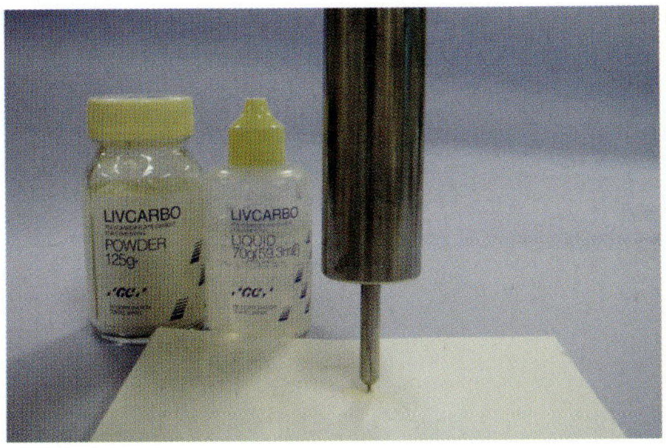

그림 11-17

3) 혼합된 시멘트를 1 lb 길모어 니들을 이용해서 경화시간을 측정한다(그림 11-17).

4. 산화아연유지놀 시멘트(zinc oxide eugenol cement)

※ **실습조건**

- **합착용**
- **정상 혼합(합착용)**
- **베이스용**
- **정상 혼합 + 물 1방울(합착용)**

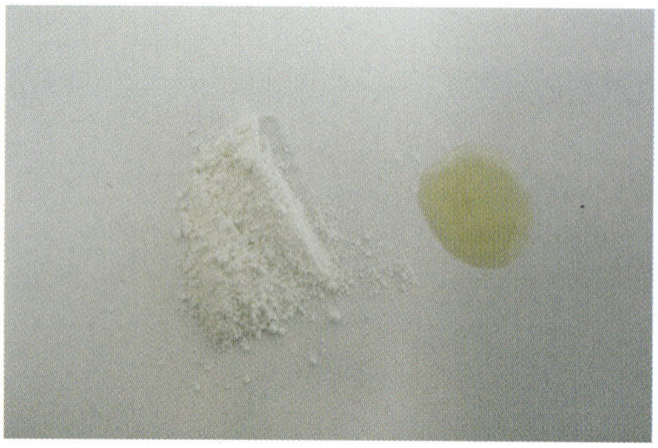

그림 11-18a

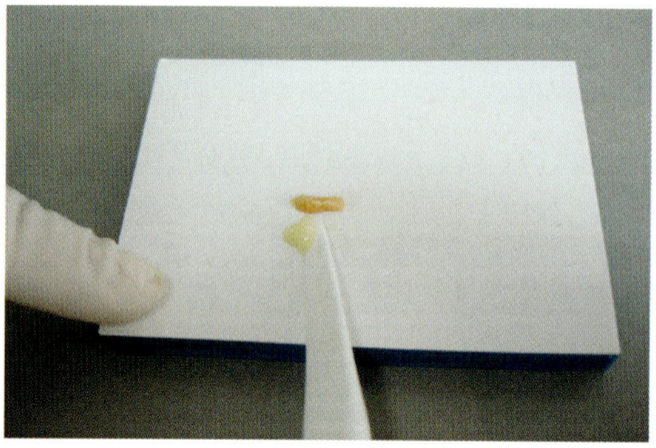

그림 11-18b

1) 산화아연유지놀 시멘트의 분말과 용액을 준비한다(그림 11-18a, b).

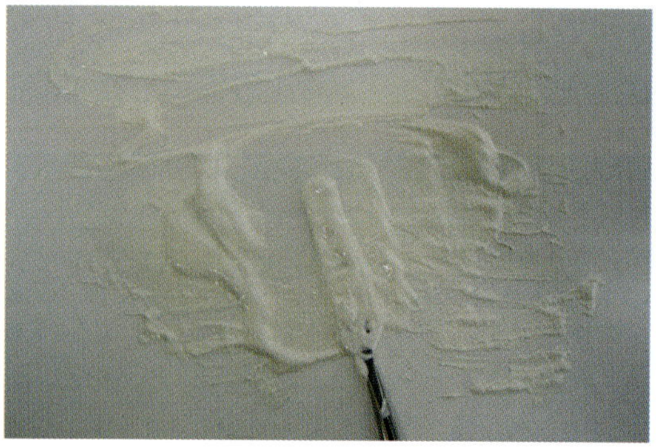

그림 11-19a

2) 산화아연유지놀 시멘트의 혼수비를 달리 해서 합착용과 베이스용으로 혼합해본다(그림 11-19a, b).

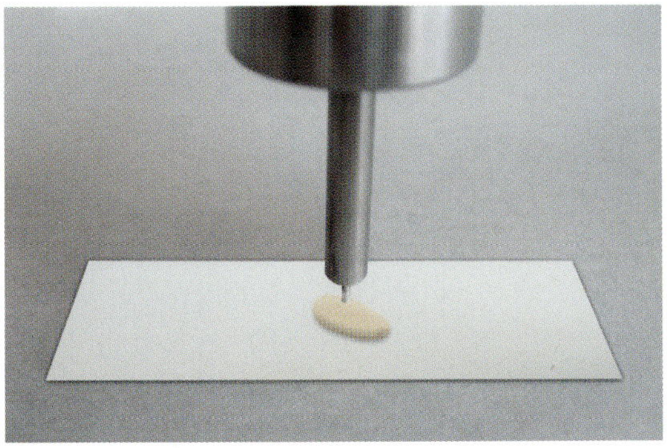

그림 11-19b

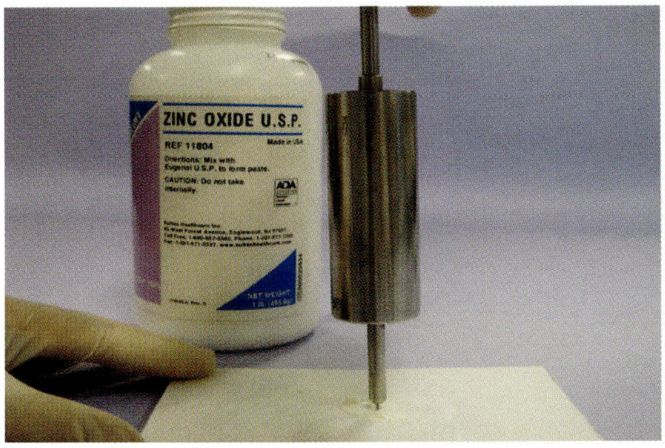

그림 11-20

3) 1 lb 길모어 니들을 이용해서 경화시간을 비교한다(그림 11-20).

4) 산화아연유지놀 시멘트를 합착용으로 다음 조건에서 경화시간을 측정한다.

- **정상 혼합**
- **정상 혼합 + 물 1방울**

5. 레진 시멘트(resin cement)

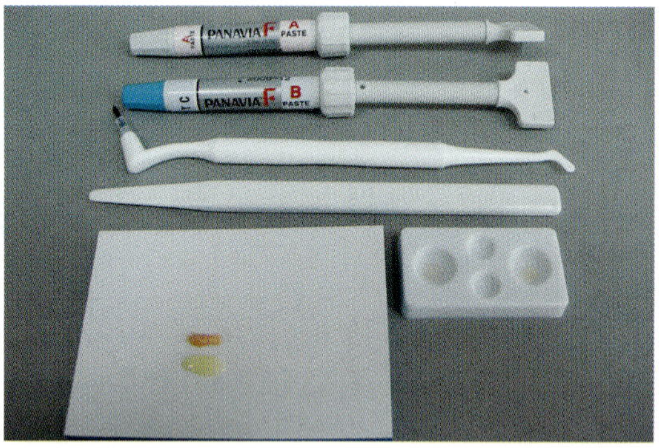

그림 11-21a

1) 제조자의 지시에 따라 레진 시멘트를 준비하고 혼합한다(그림 11-21a, b, c).

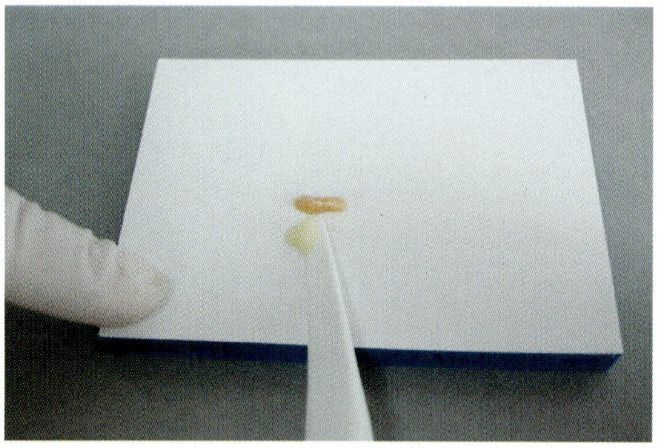

그림 11-21b

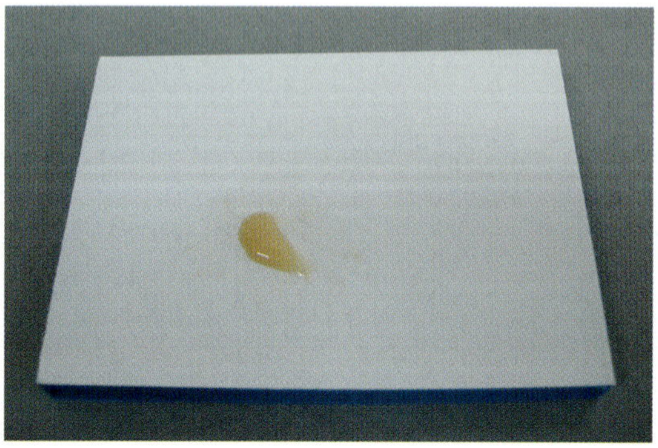

그림 11-21c

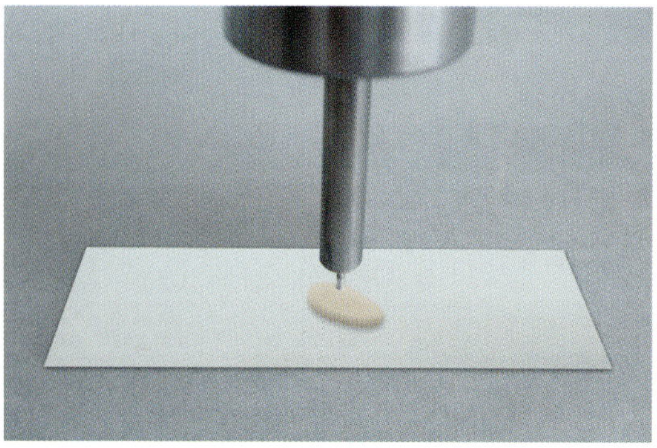

그림 11-22

2) 1 lb 길모어 니들을 이용해서 경화시간을 측정한다(그림 11-22).

III. 강도 측정

⊙ 각 시멘트의 강도를 서로 비교해보자.

※ 실습조건
- 인산아연 시멘트
- 폴리카복실레이트 시멘트
- 글라스 아이오노머 시멘트(합착용)
- 산화아연유지놀 시멘트(합착용)

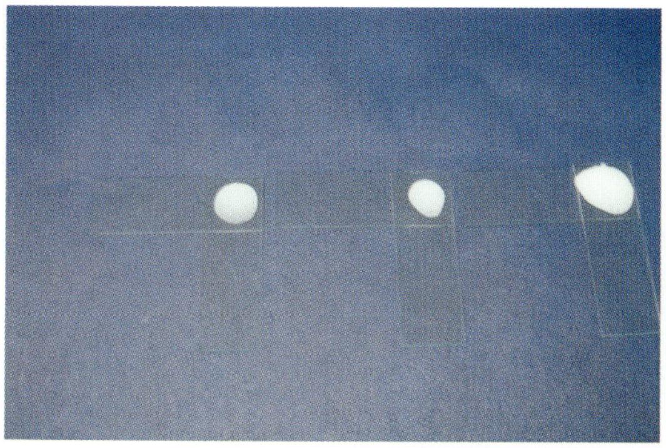
그림 11-23

1. 시멘트를 지시에 맞게 정상 혼합한 후 슬라이드 글라스 위에 올려 놓는다(그림 11-23).
2. 다른 슬라이드 글라스를 직각으로 위치시키고 살짝 누른다.

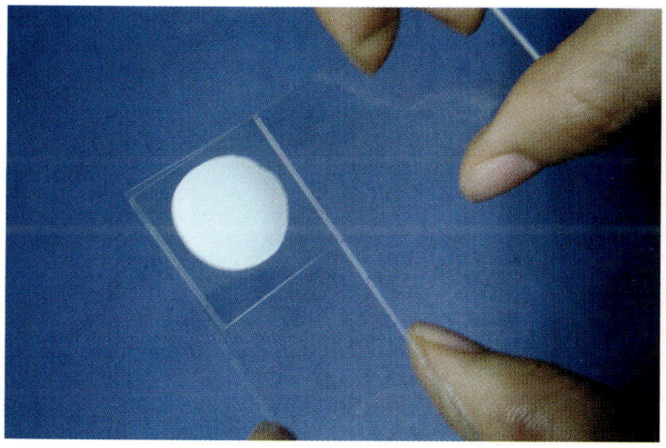
그림 11-24

3. 경화된 두 개의 슬라이드 글라스 끝부분을 잡고 시멘트로 접착된 부분을 떼어내고 어느 것이 더 잘 떨어지는지 토론하고 기록한다(그림 11-24).

[치과용 시멘트-인산아연 시멘트] 제조사 지시사항 검토

제 품 명 :

제 조 사 :

제품번호 :

제품구성 :

제 조 일 :

유효기간 :

사용 목적

제품 특징

사용 방법

보관 방법

주의 사항

[치과용 시멘트-글라스 아이오노머 시멘트] 제조사 지시사항 검토

제 품 명 :

제 조 사 :

제품번호 :

제품구성 :

제 조 일 :

유효기간 :

사용 목적

제품 특징

사용 방법

보관 방법

주의 사항

[치과용 시멘트-폴리카복실레이트 시멘트] 제조사 지시사항 검토

제 품 명 :

제 조 사 :

제품번호 :

제품구성 :

제 조 일 :

유효기간 :

사용 목적

제품 특징

사용 방법

보관 방법

주의 사항

[치과용 시멘트-산화아연유지놀 시멘트] 제조사 지시사항 검토

제 품 명 :

제 조 사 :

제품번호 :

제품구성 :

제 조 일 :

유효기간 :

사용 목적

제품 특징

사용 방법

보관 방법

주의 사항

치과재료학 실습 보고서

	평가점수 :
	년 월 일 이름 :
실습 제목	
실습 내용	

실습 결과	
고　찰	

치과용 세라믹
(Dental ceramic)

실습목적

치과용 세라믹의 성질을 이해하고 취급법을 익힌다.

실습준비물

치과용 세라믹(opaque, dentin, enamel)	도재소부용 합금(주조체)
진공도재 소성로	

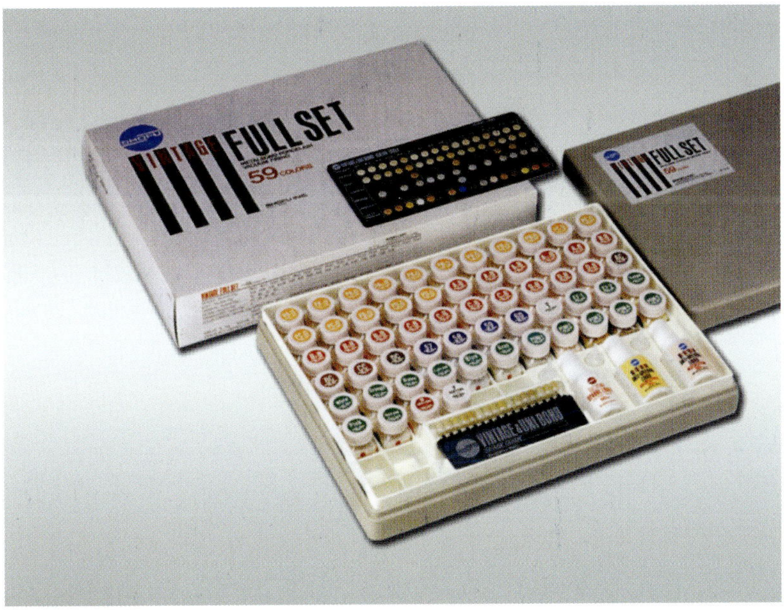

그림 12-1

재료의 임상 적용

I. 치과재료의 검사

⊙ **치과용 세라믹에 대한 규격을 제조사의 지시사항을 검토하여 기록한다.**

II. 세라믹 소성

⊙ **도재소부용 주조체를 이용하여 치과용 세라믹 소성과정을 이해한다.**

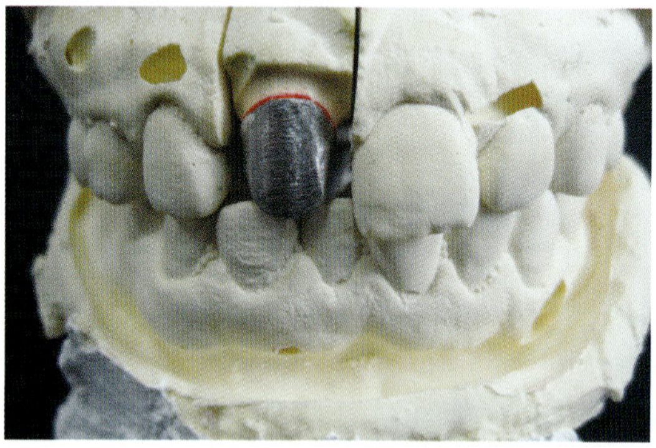

그림 12-2a

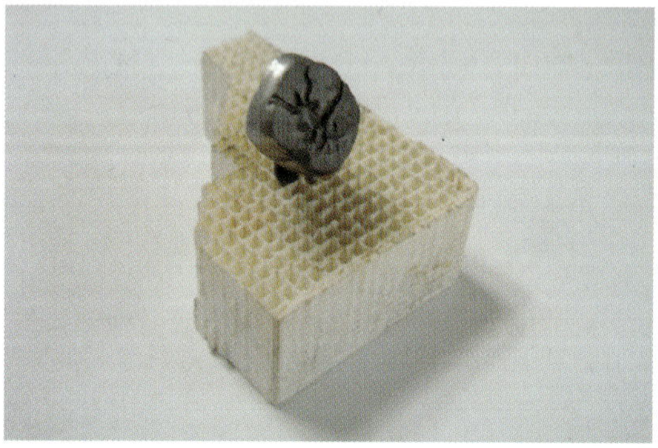

그림 12-2b

1. 완성된 도재소부용 주조체의 표면을 sand-blasting 한 후 소기(degassing) 처리한다(그림 12-2a, b).

   [주의] 이후에는 맨손으로 표면을 만지지 않도록 한다.

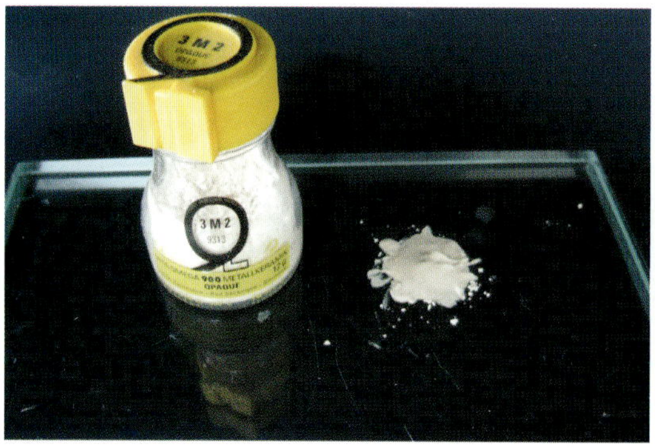

그림 12-3

2. 불투명(opaque, 오팩) 포세린을 준비한다(그림 12-3).

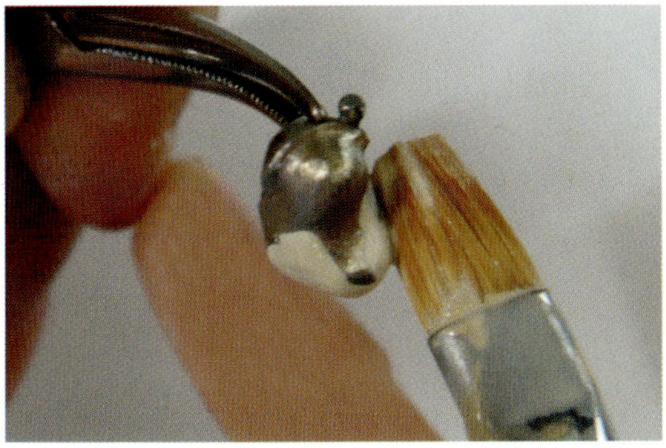
그림 12-4a

3. 불투명 포세린을 소기처리한 금속 주조체 위에 적용한 후 소성한다(그림 12-4a, b).

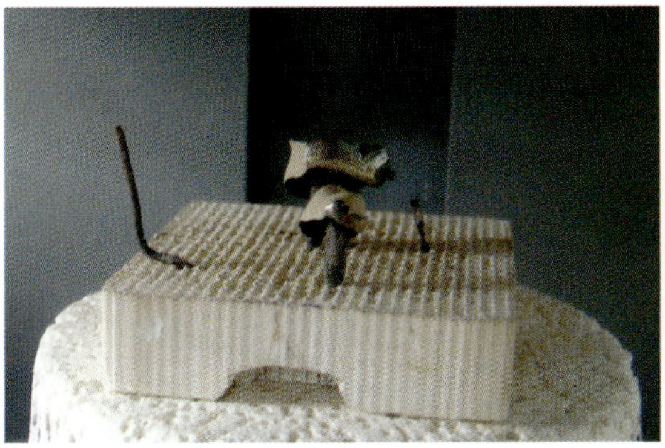
그림 12-4b

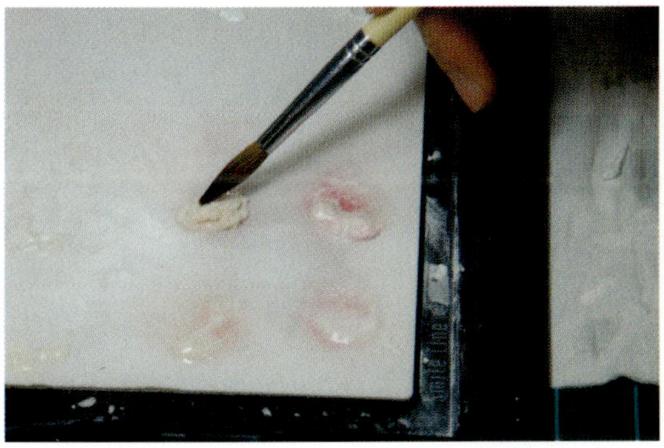
그림 12-5

4. 소성된 불투명 포세린 위에 축성할 상아질(dentin)-법랑질(enamel) 세라믹 분말을 잘 혼합한다(그림 12-5).

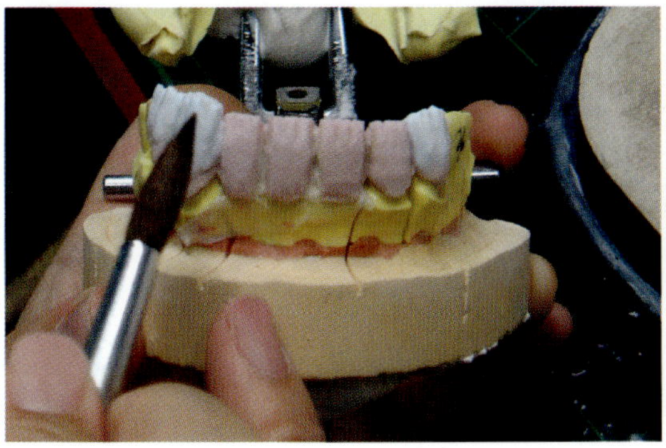
그림 12-6a

5. 혼합한 상아질-법랑질 포세린을 축성한다(그림 12-6a, b).

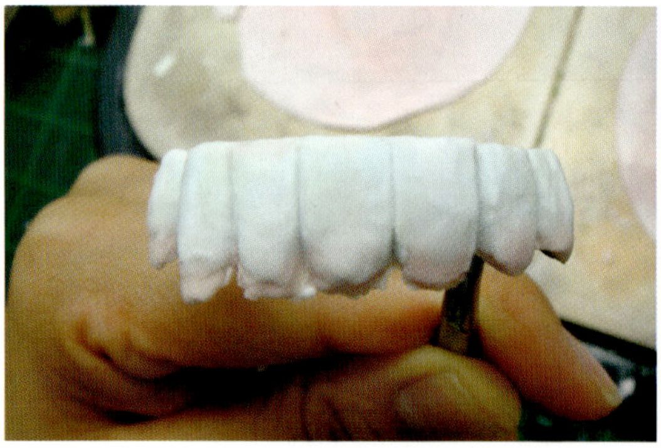

그림 12-6b

6. 진공소성로에 넣고 소성한다(그림 12-7).

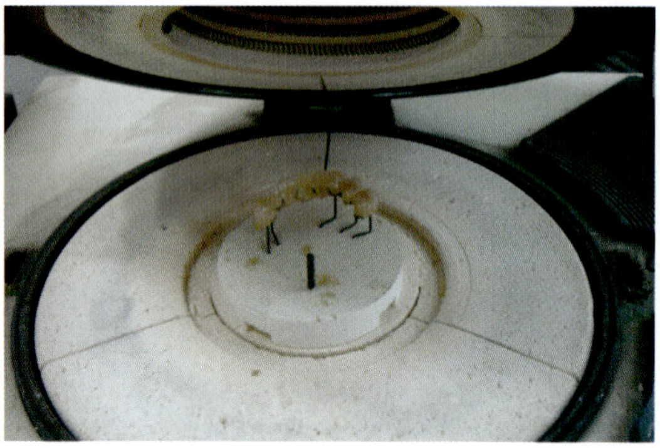

그림 12-7

7. 소성전 금속-세라믹 수복물(그림 12-8)

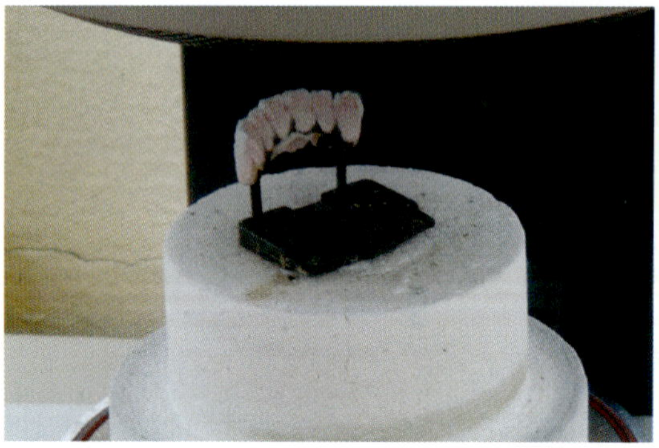

그림 12-8

8. 완성된 금속-세라믹 수복물(그림 12-9)

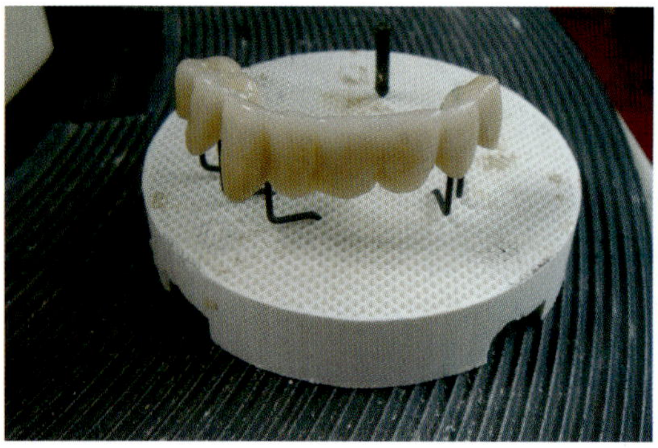

그림 12-9

치과재료학 실습 보고서

	평가점수 :
년 월 일	이름 :
실습 제목	
실습 내용	

실습 결과	
고 찰	

실습 13 의치상용 레진

의치상용 레진 (Denture materials-acrylic resins)

실습목적

온도와 혼액비에 따른 열중합 레진과 자가중합 레진의 성질에 대하여 익힌다.

실습준비물

열중합 레진 분말과 액	자가중합 레진 분말과 액
혼합용기(dappen dish)	플라스틱 스파튤라
커피 물	

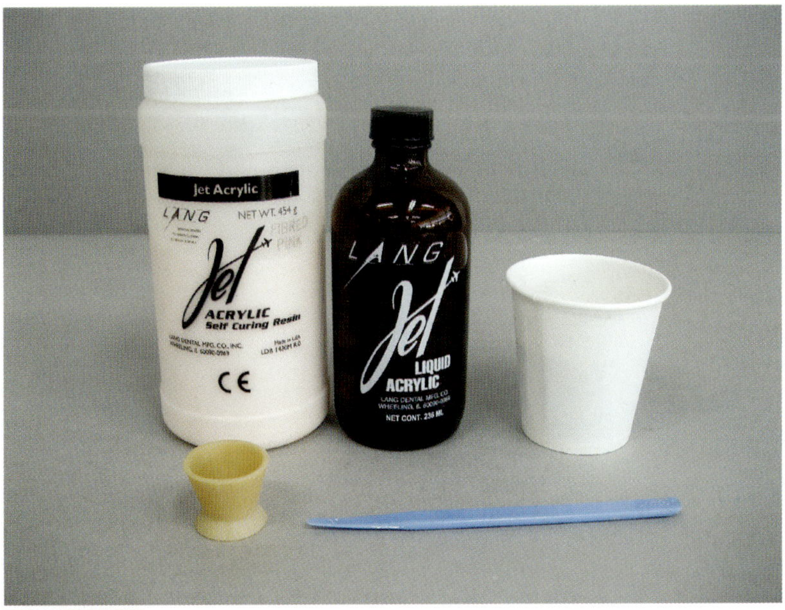

그림 13-1

재료의 기초 실습

I. 치과재료의 검사

⊙ 의치상용 레진에 대한 제조사의 지시사항을 검토하여 기록한다.

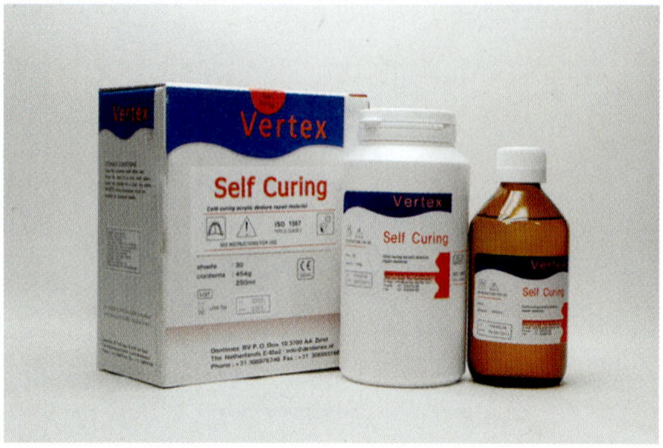

그림 13-2

1. 자가중합형 레진(그림 13-2)

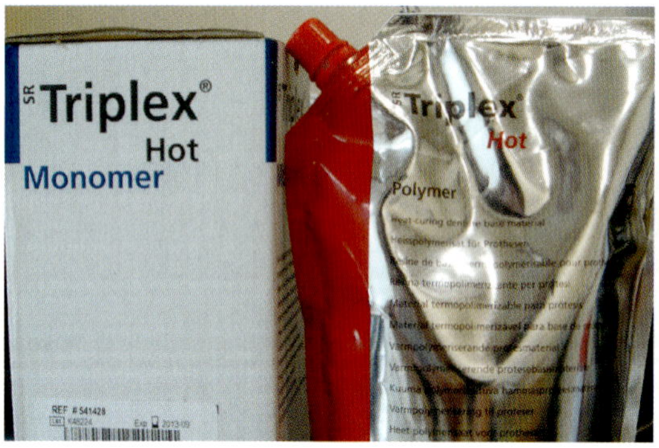

그림 13-3

2. 열중합형 레진(그림 13-3)

II. 반응시간 측정

⊙ 의치상용 레진의 각 반응단계를 확인해보고 시간을 측정해보자.

※ 실습조건
- 열중합 레진 : 정상 혼합
- 자가중합 레진 : 정상 혼합
- 자가중합 레진 : 묽게 혼합

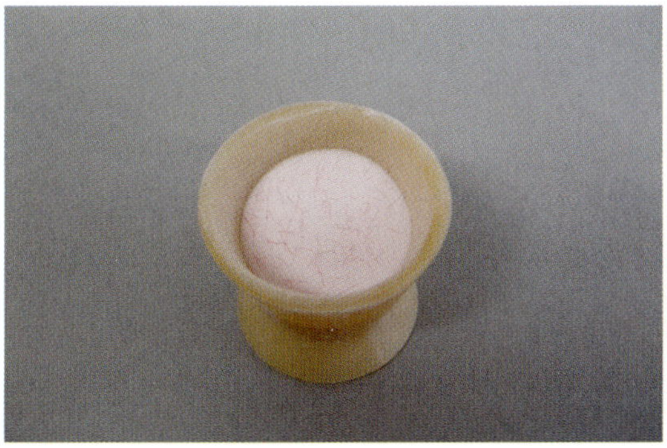

그림 13-4

1. 실습조건에 따라 분말과 액을 혼합한다 (그림 13-4).

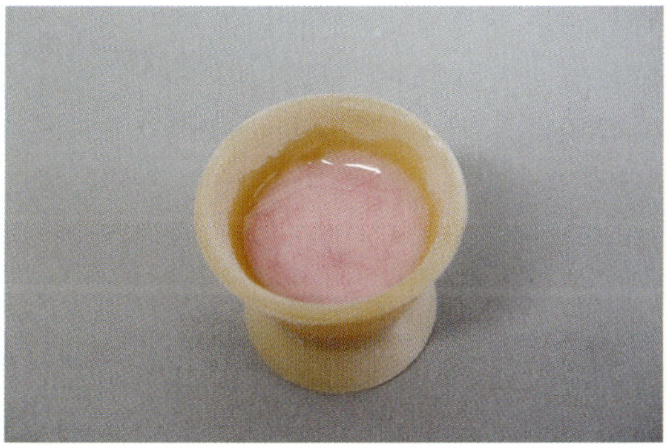

그림 13-5

2. 혼합된 레진을 각 반응단계별로 확인하고 시간을 측정한다.
   1) sandy stage : 반응이 일어나지 않고 젖은 모래처럼 되어 있는 상태(그림 13-5)

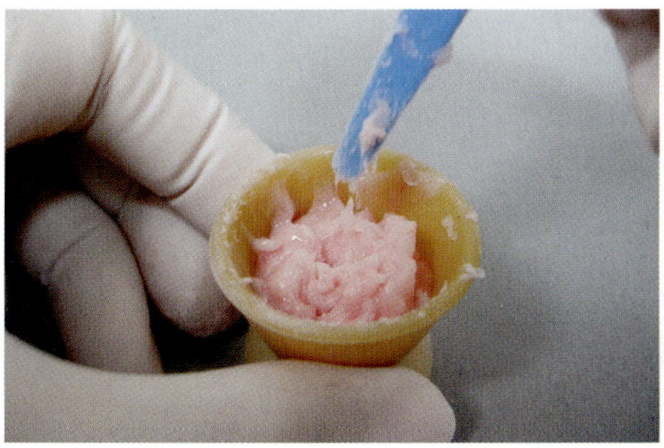

그림 13-6

   2) sticky stage : 풀처럼 끈적끈적하게 들러붙는 상태(그림 13-6)

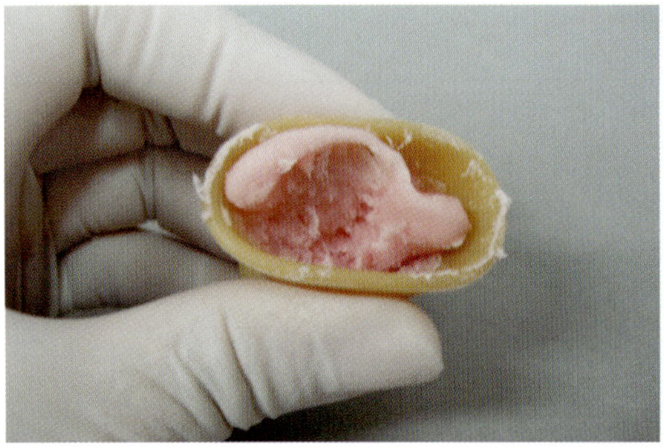

그림 13-7a

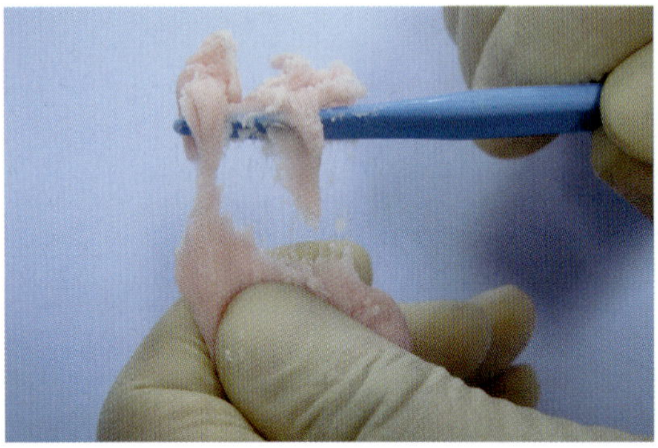

그림 13-7b

3) dough stage : 손에 들러붙지 않으며 밀가루 반죽과 같은 상태(그림 13-7a, b)

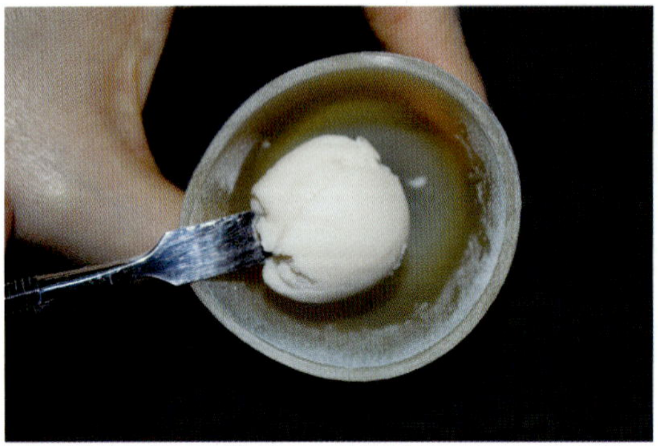

그림 13-8

4) stiff 또는 rubbery stage : 발열반응이 일어나며 단단하게 굳는 상태(그림 13-8)

III. 착색 시험

⊙ 자가중합 및 열중합 의치상용 레진의 접촉각에 차이점이 있는가?
⊙ 자가중합 및 열중합 의치상용 레진의 착색정도에 차이가 있는가?

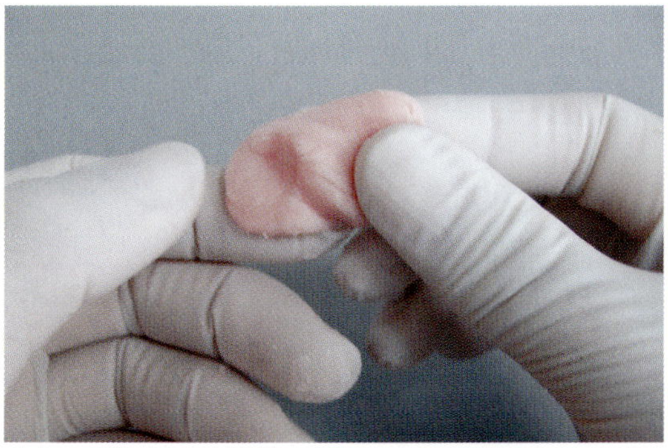
그림 13-9a

1. 자가중합 레진을 제조사에서 지시한 조건으로 혼합하여 dough stage 단계까지 혼합한다(그림 13-9a).

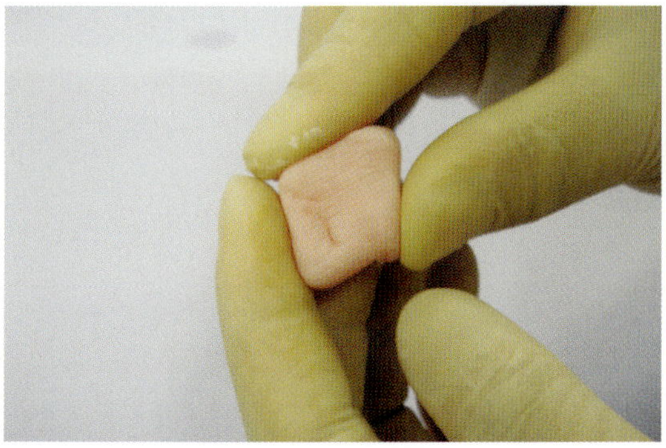
그림 13-9b

2. 자가중합 레진을 1cm×1cm×1cm 시편으로 만든다(그림 13-9b, c).

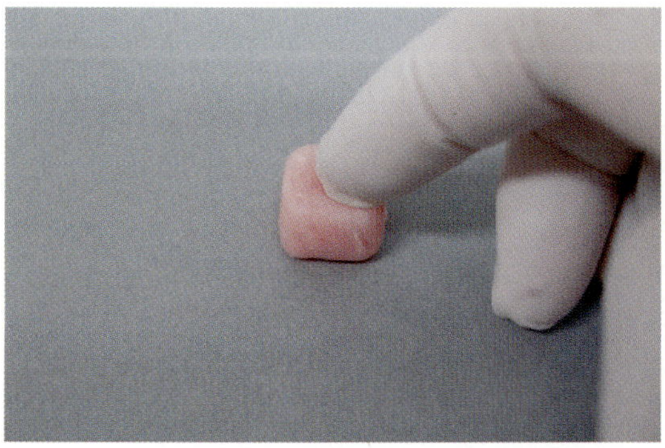
그림 13-9c

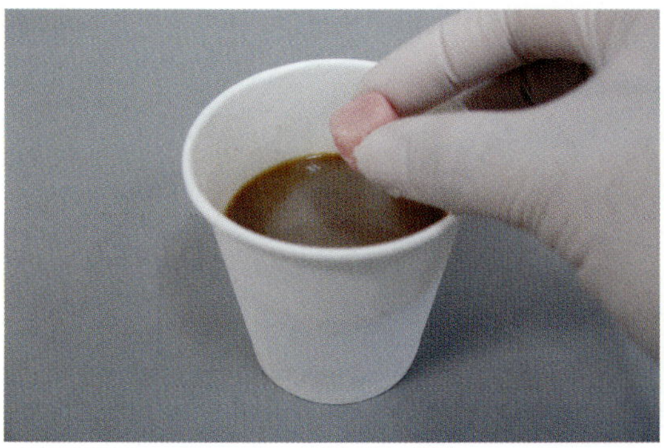
그림 13-10

3. 시편을 커피 물에 담근 후 2시간 후의 착색정도를 관찰한다(그림 13-10).

4. 열중합 레진을 위의 방법과 동일하게 시행하고 결과를 비교한다.

재료의 임상 적용

◈ 의치의 제작과정

의치상용 레진을 이용한 총 의치의 제작과정을 이해한다.

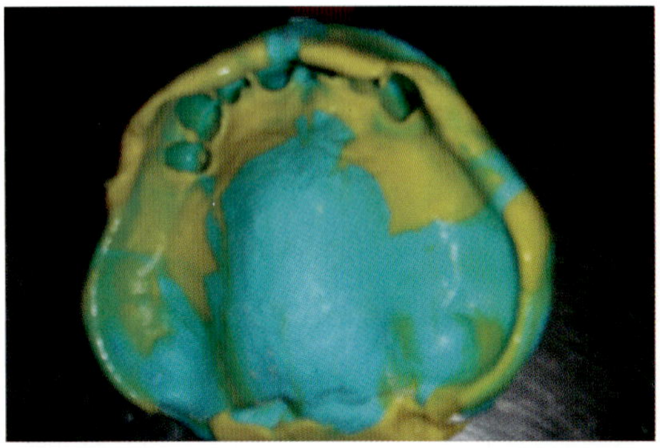

그림 13-11

1. 의치 인상을 채득하고, 석고 모형을 만든다(그림 13-11).

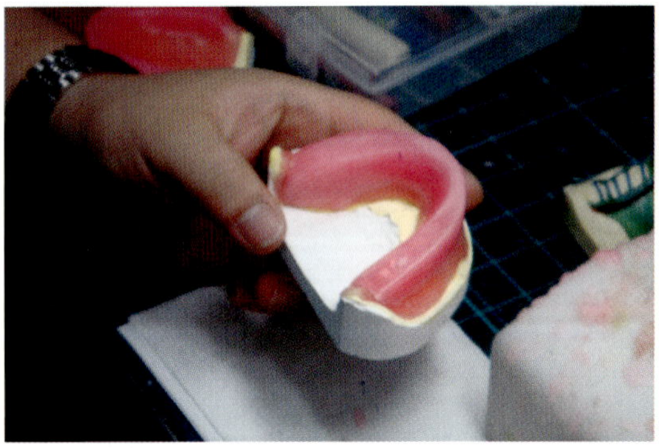

그림 13-12a

2. 석고 모형을 이용하여 왁스림(wax rim)을 형성한다(그림 13-12a, b, c).

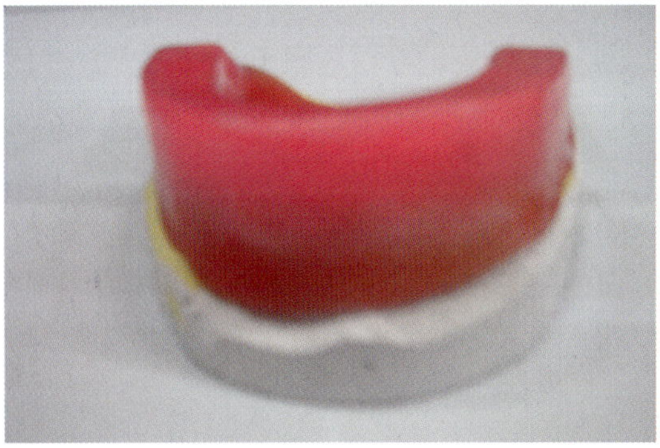

그림 13-12b

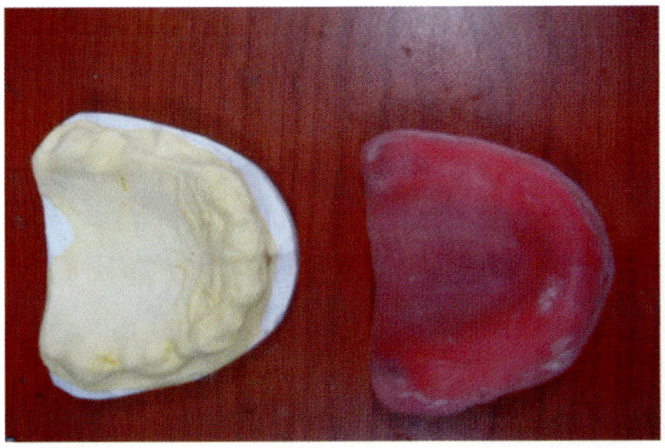
그림 13-12c

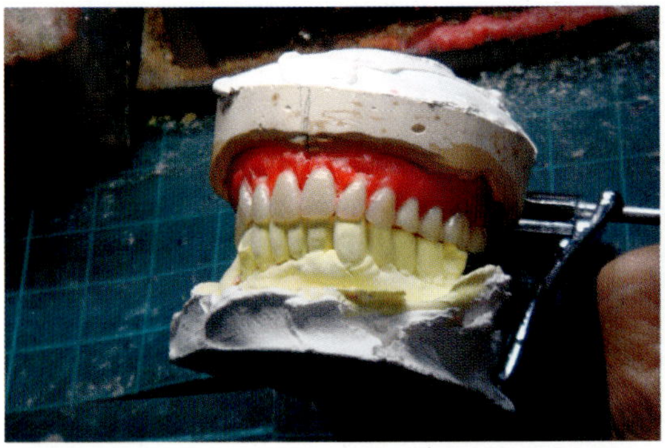
그림 13-13a

3. 왁스림에 레진치아를 배열하고, 교합기에서 교합을 확인한다(그림 13-13a, b).

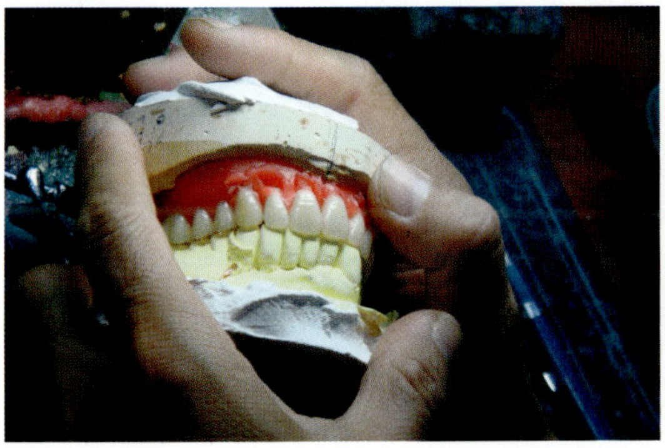
그림 13-13b

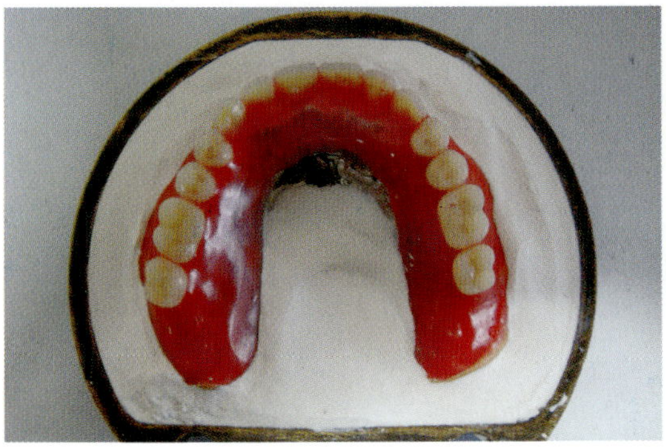
그림 13-14

4. 하악에 석고를 붓고, 레진치아를 배열한 왁스패턴을 위치시킨다(그림 13-14).

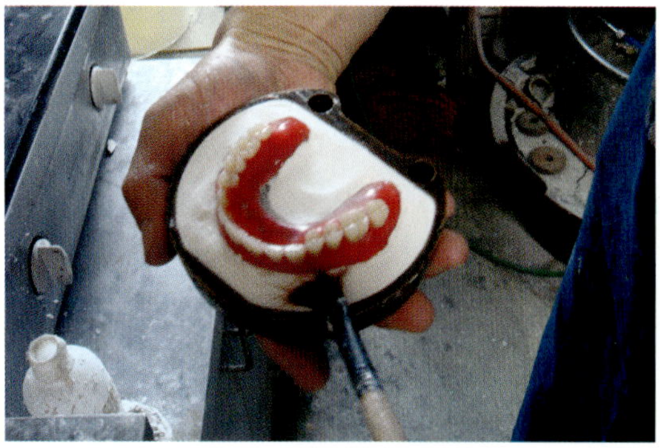
그림 13-15

5. 하악의 석고가 굳으면, 석고 분리제를 바른다(그림 13-15).

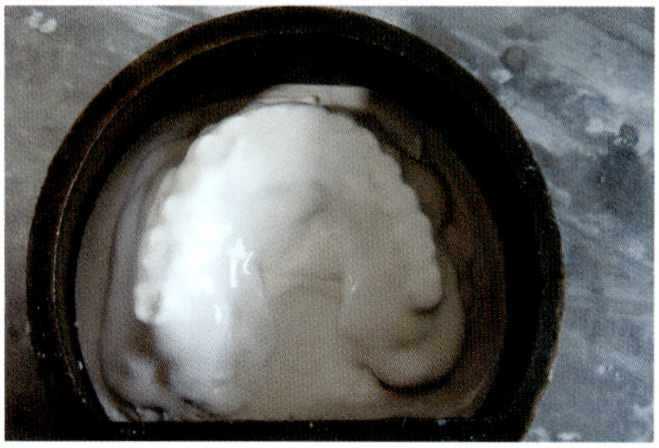
그림 13-16

6. 상악을 올리고, 기포가 생기지 않도록 미리 의치 패턴에 석고를 골고루 발라준다(그림 13-16).

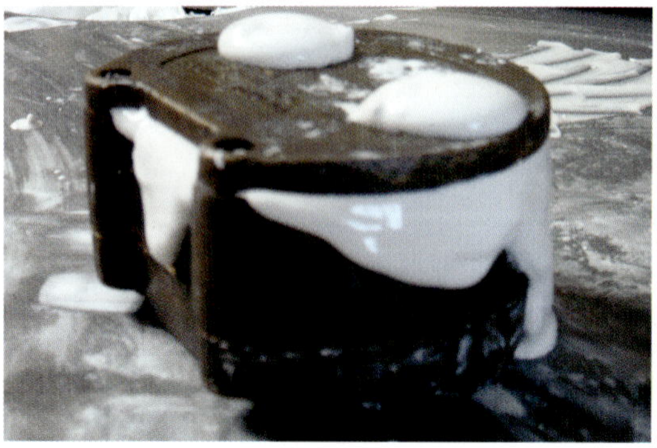
그림 13-17

7. 상악을 올리고, 석고를 충분히 부어준 후에 뚜껑을 덮는다(그림 13-17).

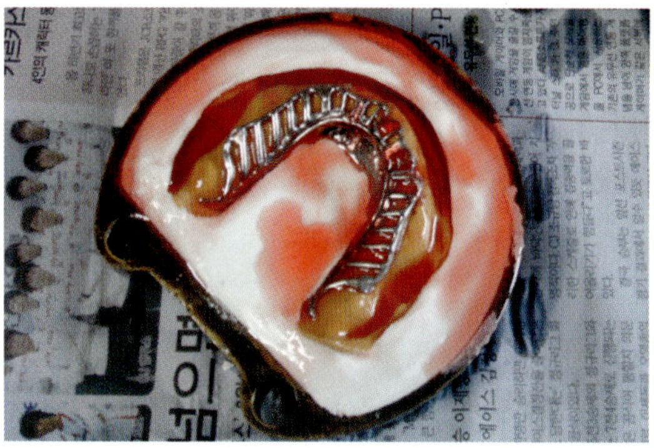
그림 13-18

8. 상악의 석고가 충분히 경화되면, 스팀을 이용하여 왁스를 연화시키고, 상악과 하악을 분리하여 연화된 왁스를 제거한다(그림 13-18).

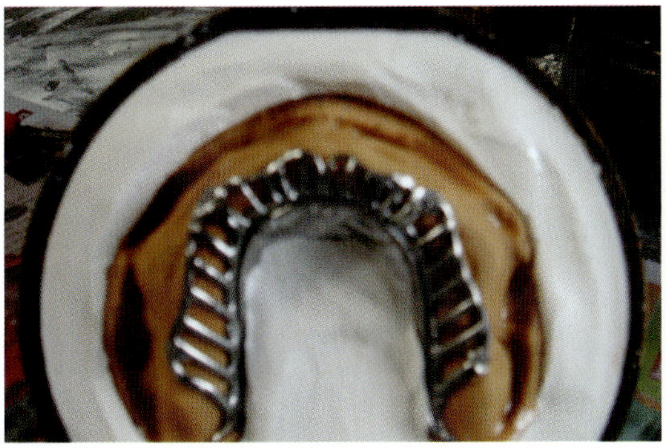
그림 3-19a

9. 왁스 패턴이 제거되고 형성된 상악과 하악의 빈 공간에 열중합용 의치상용 레진을 dough 상태가 되도록 혼합하여 채운 후에 플라스킹한다(그림 13-19a, b).

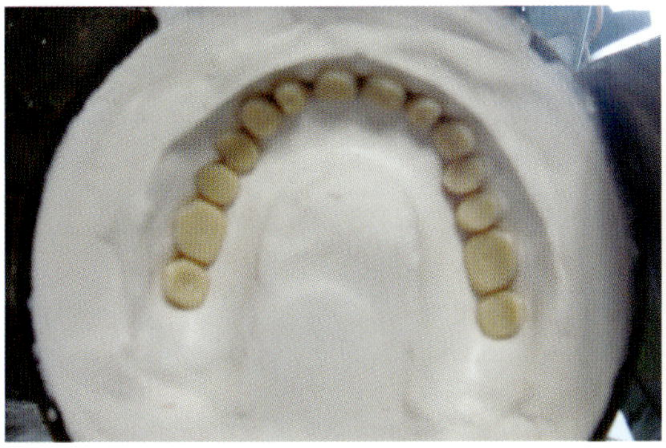
그림 3-19b

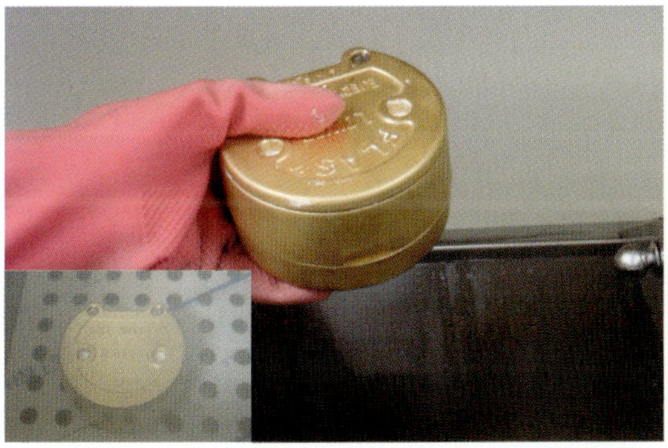
그림 3-20

10. 열중합용 의치상용 레진의 플라스킹이 완료되면 수조에서 74℃ 에서 8시간동안 중합한 후, 중합이 완료되면 플라스크에서 의치를 제거한다(그림 13-20).

11. 의치를 연마용 도구를 이용하여 마무리한다.

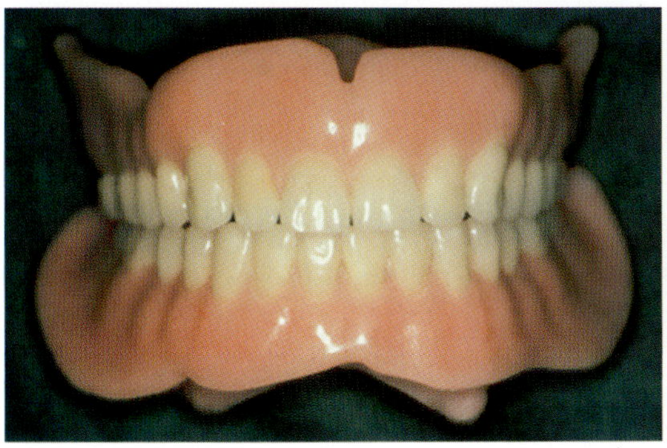
그림 3-21

12. 완성된 의치(그림 13-21)

[자가중합형 의치상용 레진] 제조사 지시사항 검토

제 품 명 :

제 조 사 :

제품번호 :

제품구성 :

제 조 일 :

유효기간 :

사용 목적

제품 특징

사용 방법

보관 방법

주의 사항

[열중합형 의치상용 레진] 제조사 지시사항 검토

제 품 명 :

제 조 사 :

제품번호 :

제품구성 :

제 조 일 :

유효기간 :

사용 목적

제품 특징

사용 방법

보관 방법

주의 사항

치과재료학 실습 보고서

<table>
<tr><td colspan="2" align="right">평가점수 :</td></tr>
<tr><td colspan="2">년 월 일 이 름 :</td></tr>
<tr><td>실습 제목</td><td></td></tr>
<tr><td>실습 내용</td><td></td></tr>
</table>

실습 결과	
고　찰	

실습 14 기타 치과재료 - 미백제, 치면열구전색재, 치주팩, 임시충전재

기타 치과재료
(The others dental materials)

실습목적

임상에서 치과위생사가 숙지해야 할 기타 치과재료의 성질과 사용법을 바르게 익힌다.

실습준비물

미백제

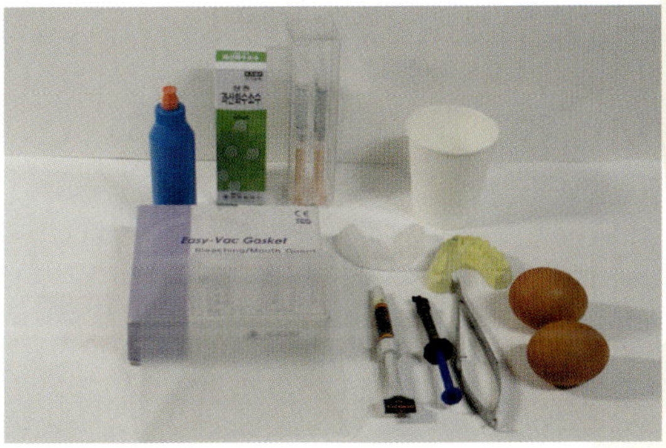

그림 14-1

- 미백제
- 삶은 계란 2개
- 3% 과산화수소
- 미백용 polyvinyl sheet
- 옴니백
- 가위
- 미백 대상자의 석고 모형

치면열구전색재

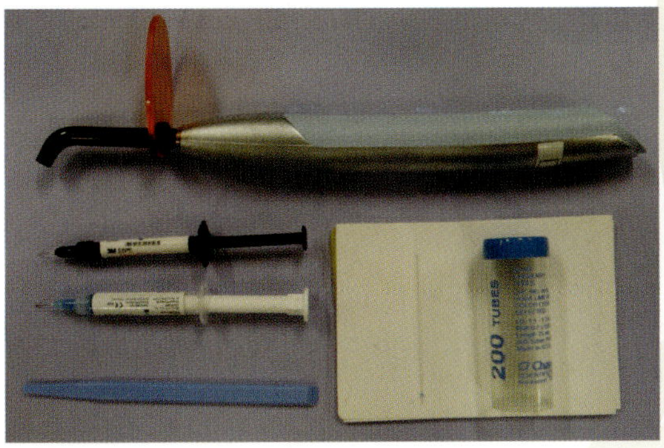

그림 14-2

- 레진계 치면열구전색재(광중합형)
- 글라스 아이오노머 치면열구전색재(자가중합용)
- 0.1mm 직경의 모세관
- 혼합지
- 스파튤라

치주팩

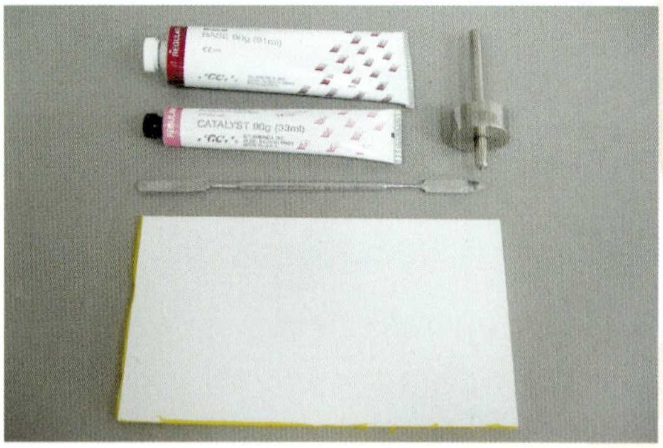

그림 14-3

치주팩(Coe-pack)
혼합지
금속 스파튤라
1/4 lb 길모어 니들

임시충전재

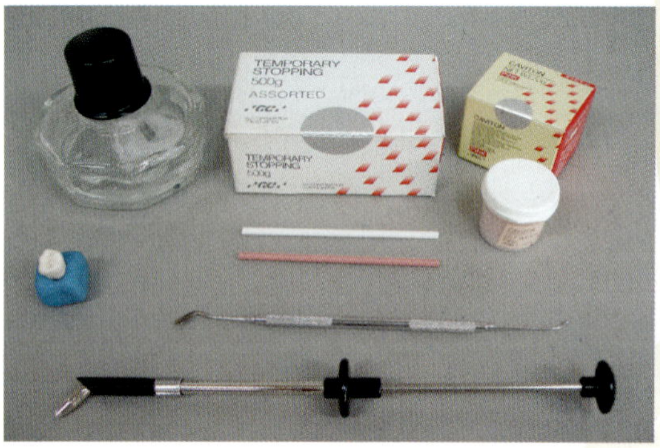

그림 14-4

임시충전재(stopping)
수경성 임시충전재(caviton)
stopper
stopping carrier
알코올 램프
1급 와동(O cavity)이 형성된 치아 모형

재료의 기초 실습

Ⅰ. 치과재료의 검사

⊙ 미백제, 치면열구전색제, 치주팩, 임시충전재에 대한 제조사의 지시사항을 검토하여 기록한다.

Ⅱ. 미백제

⊙ 계란 흰자를 3% 과산화수소에 24시간 담군 다음, 표백의 양상을 담그지 않는 계란 흰자와 비교해본다.

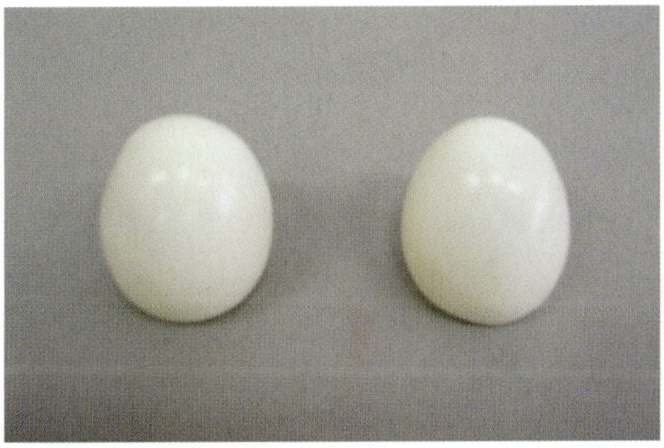

그림 14-5

1. 미백실험을 위해 완숙한 계란 두 개를 준비한다(그림 14-5).

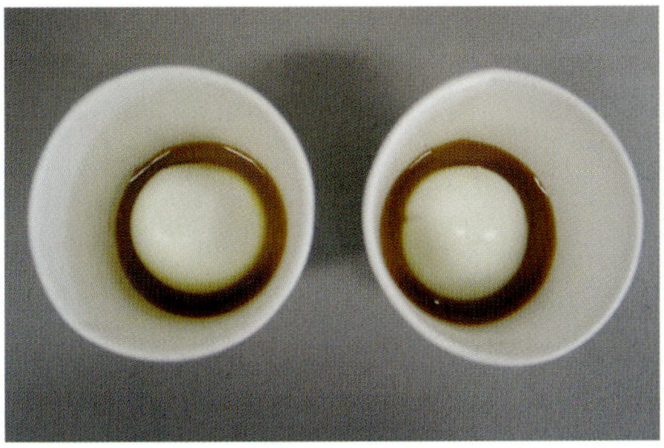

그림 14-6

2. 커피 물에 완숙한 계란을 담근 후 과산화수소에 담가 표백 양상을 비교해본다(그림 14-6).

Ⅲ. 치면열구전색재

⊙ 치면열구전색재의 침투도에 관해 살펴보자.

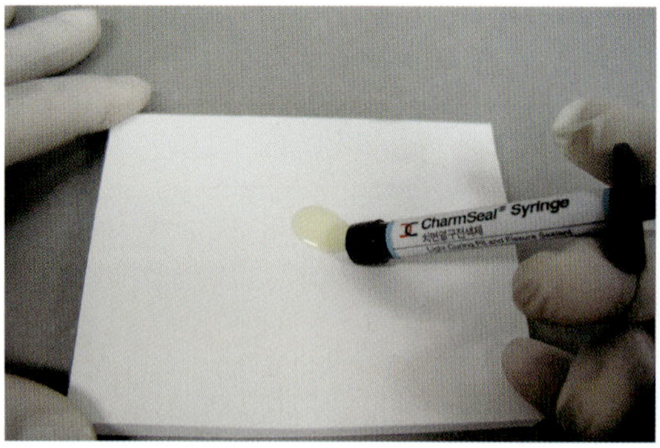

그림 14-7

1. 레진계 치면열구전색재를 혼합지 위에 조금 짠다(그림 14-7).

2. 0.1mm 직경모세관의 한쪽 끝은 손가락으로 막은채 모세관이 치면열구전색재에 닿도록 한다(그림 14-8).

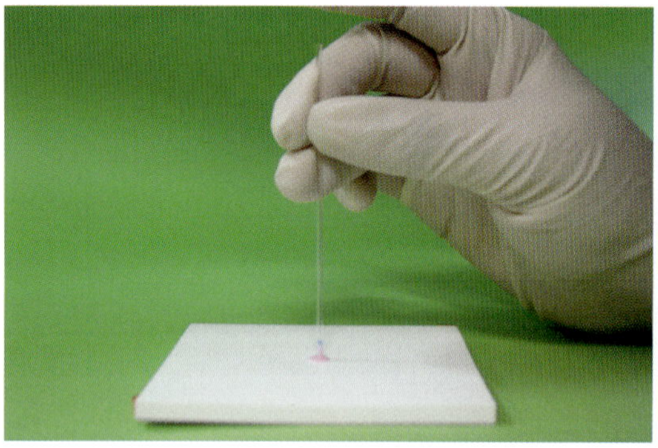

그림 14-8

3. 이때 모세관은 혼합지 위의 치면열구전색재와 수직이어야 하며 치면열구전색재에 닿으면 손가락을 뗀다.

4. 모세관에 10초간 침투한 치면열구전색재의 길이를 측정한다.

5. 같은 방법으로 글라스 아이오노머 치면열구전색재도 실험한다.

Ⅳ. 치주팩

⊙ 치주팩의 경화시간에 대해 살펴보자.

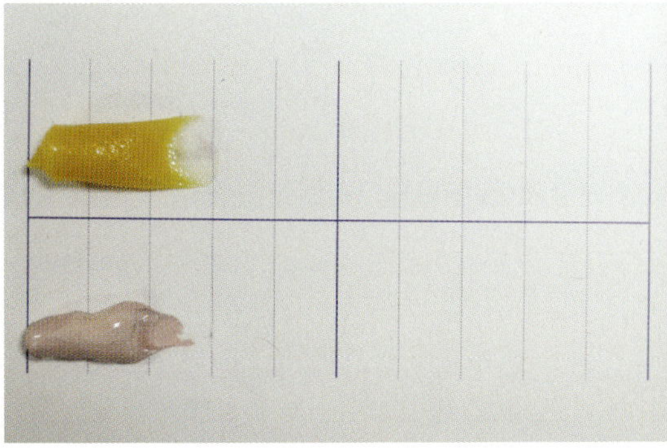
그림 14-9

1. 혼합지 위에 기저재(base)와 촉진재(catalyst)를 동일한 길이로 짠다(그림 14-9).

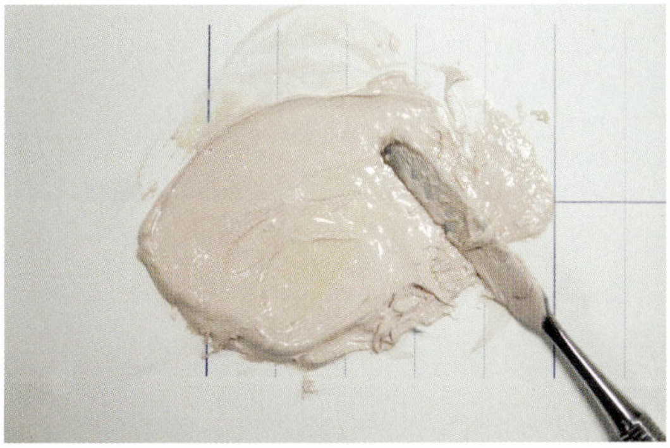
그림 14-10

2. 균일한 색이 될 때까지 30초간 혼합한다(그림 14-10).

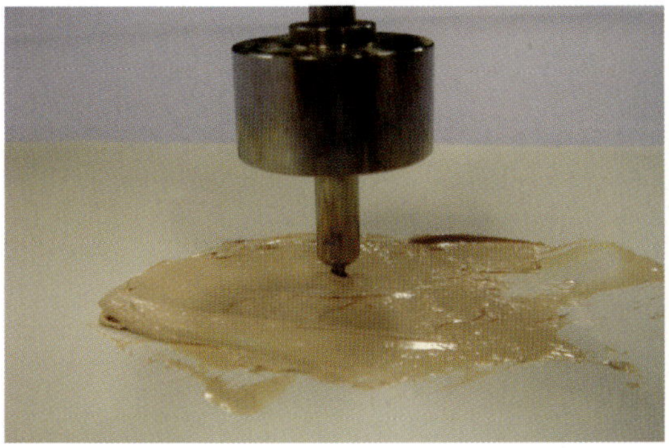
그림 14-11

3. 혼합이 끝나면 1/4 lb 길모어 니들을 이용해서 경화시간을 측정한다(그림 14-11).

V. 임시충전재(stopping)

◉ **임시충전재의 작업시간과 경화시간에 대해 살펴보자.**
◉ **임시충전재의 물리적 변화에 대해 살펴보자.**

1. 작업시간 / 경화시간 측정

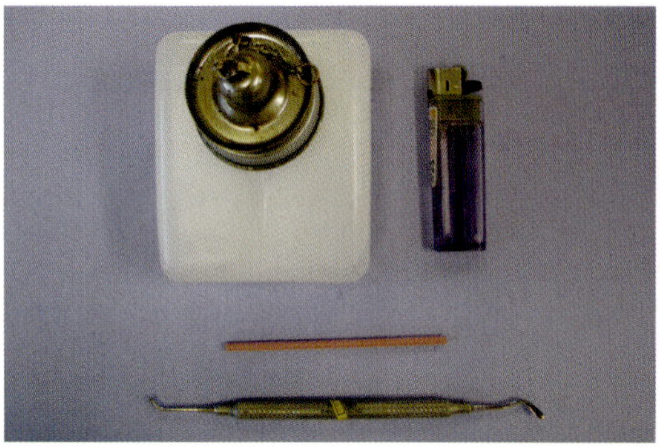

그림 14-12

1) 임시충전재(stopping)

① Stopping을 준비한다(그림 14-12).

② 임시충전재의 작업시간과 경화시간을 측정하기 위하여 stopping의 끝 1cm를 알코올 램프에 수초간 가열한다(가열하는 순간부터 초시계 작동).

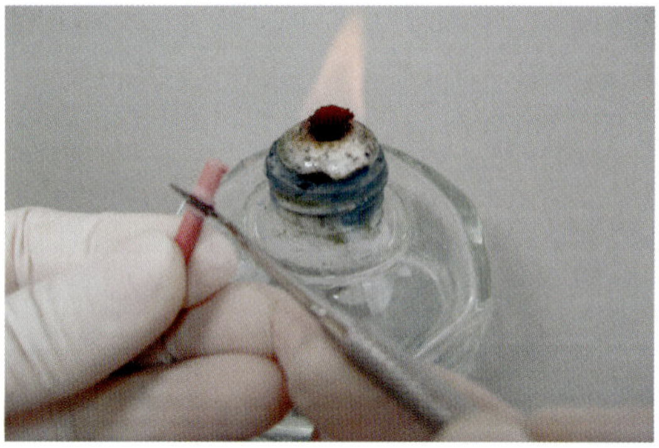

그림 14-13

③ Stopper를 이용해서 자른다(그림 14-13).

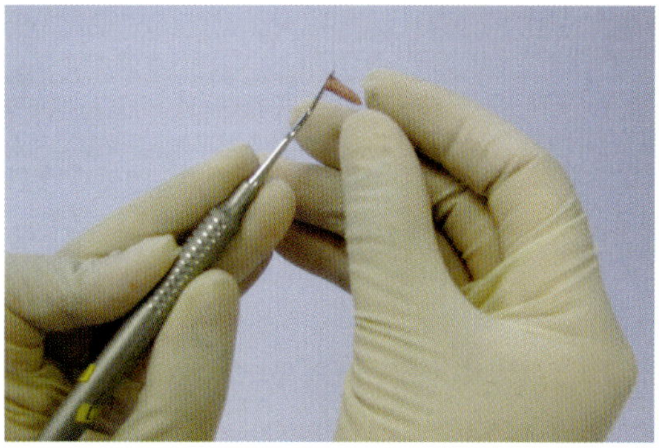

그림 14-14

④ 손으로 만져서 따뜻할 정도가 되고, 손으로 조작하기 쉬워지면 원추형의 모양을 형성한다(그림 14-14).

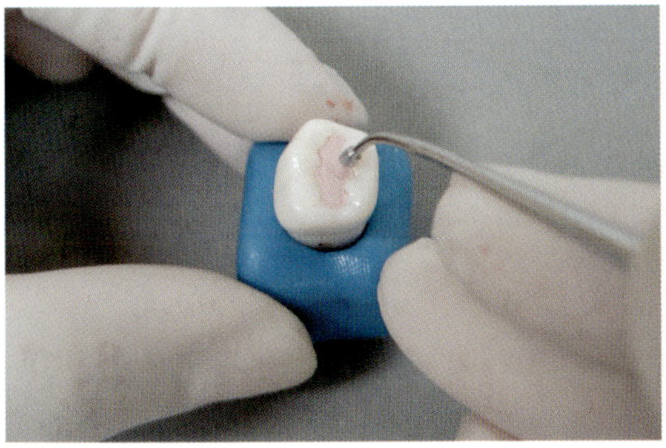
그림 14-15

⑤ 연화된 임시충전재를 1급 와동(O cavity)에 적용한 후, stopper를 사용해 충전해보면서 충전이 가능한 작업시간을 측정해본다(그림 14-15).
⑥ 임시충전재가 단단하게 굳어 조작이 어려운 경화시간을 측정한다.

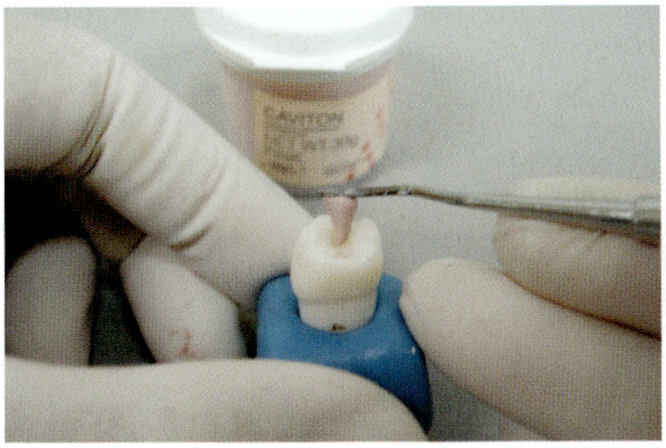
그림 14-16a

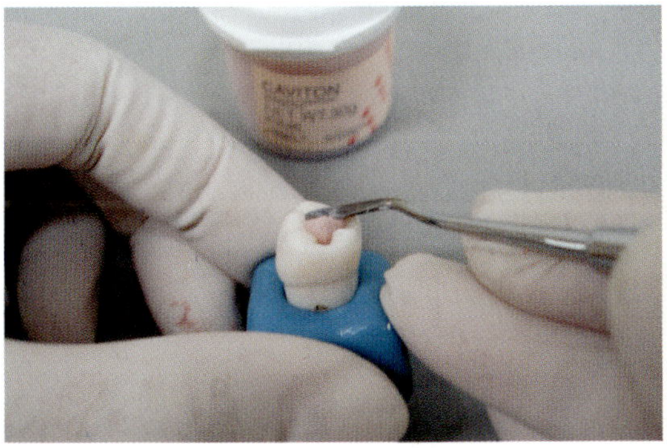
그림 14-16b

2) 수경성 임시충전재

① 일정량의 caviton을 stopper로 떠내서 원추형으로 만들어 와동에 적용한 후 작업시간을 측정한다(그림 14-16a, b).

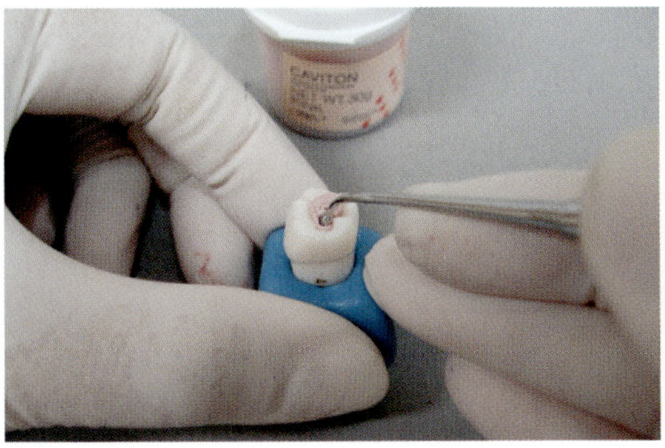
그림 14-17

② Stopper 끝에 물을 묻힌 후 충전한다(그림 14-17).
③ 임시충전재가 단단하게 굳어 조작이 어려운 경화시간을 측정한다.

2. 임시충전재의 물리적 성질 변화

1) 봉 모양의 임시충전재의 끝을 잡고 알코올 램프로 불꽃이 임시충전재에 닿지 않은 상태로 끝의 1cm를 작업이 가능한 정도로 연화시켜보고 표면을 관찰한다(그림 14-18).

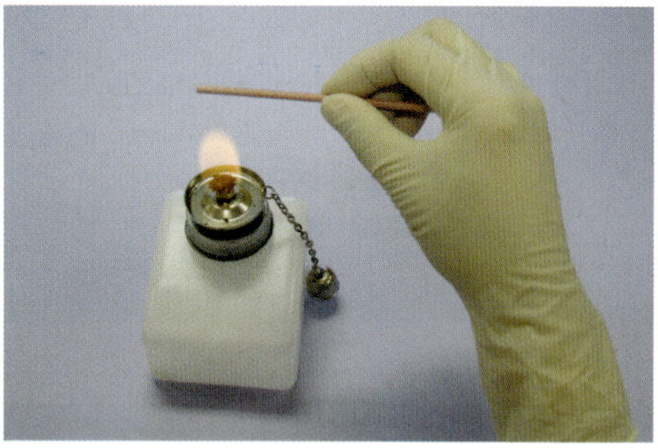
그림 14-18

2) 알코올 램프의 불꽃 안쪽에 임시충전재를 넣고 오랫동안 가열하는 경우 표면의 상태변화를 관찰한다(그림 14-19).

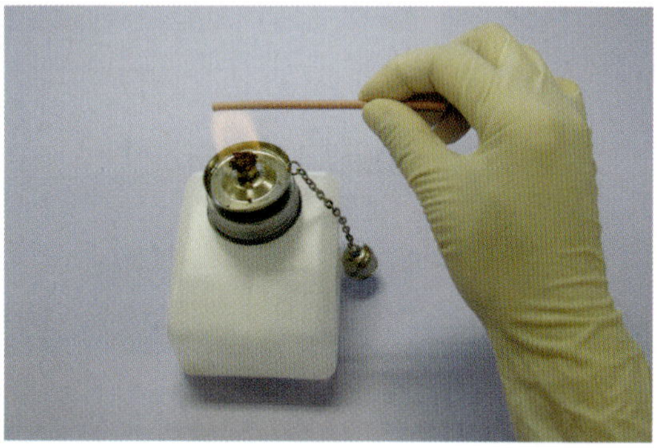
그림 14-19

3) 1)번과 2)번에서 실험한 임시충전재가 굳은 후 손끝으로 만져보며 강도와 느낌을 비교해준다(그림 14-20, 21).

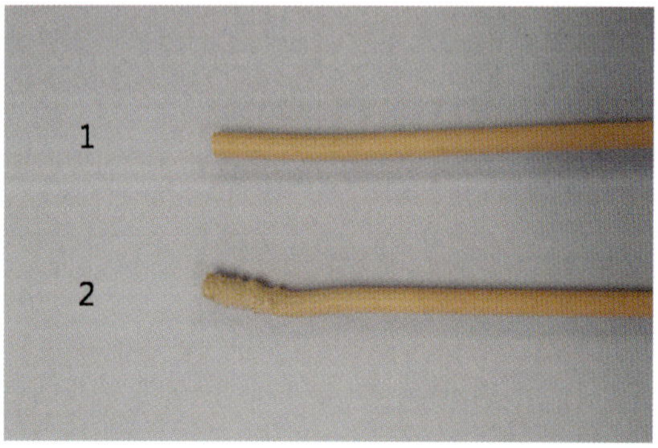

그림 14-20

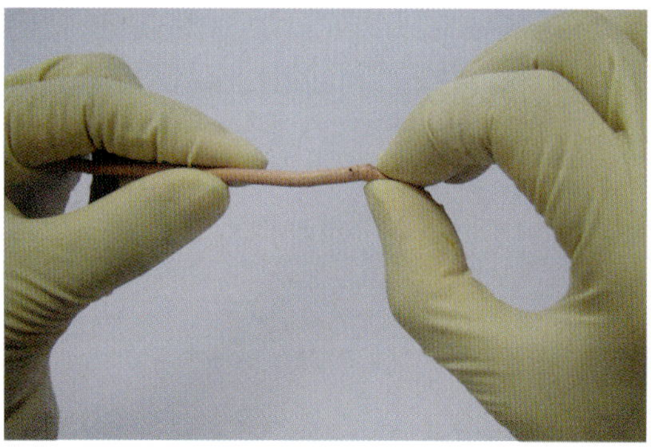
그림 14-21

재료의 임상 적용

◈ 치아 미백

치아미백을 위한 트레이를 제작해보고 미백제를 이용하여 미백을 시행해보자.

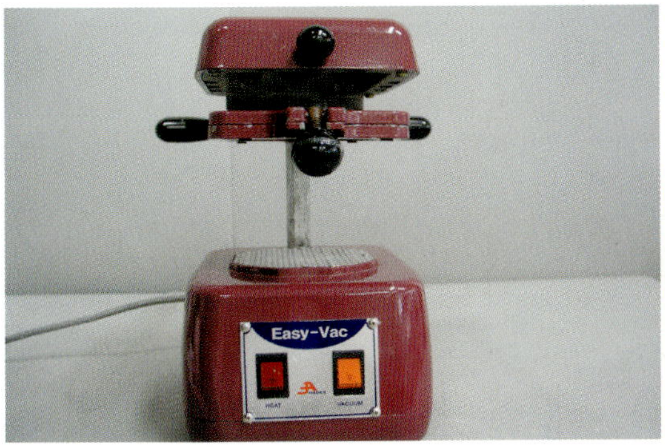

그림 14-22

1. 치아 미백 트레이를 제작하기 위한 기구(옴니백)를 준비한다(그림 14-22).

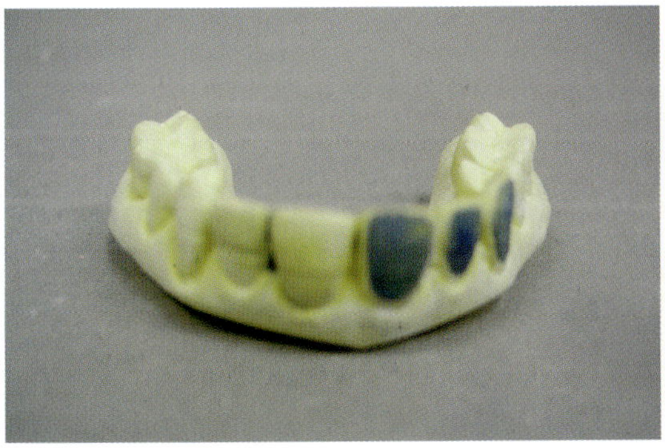

그림 14-23a

2. 상악의 6전치가 바르게 나오도록 인상채득 후 석고를 부어 모델을 만든다.
   상악 모델은 트레이 제작을 용이하게 하기 위해 구개 부위는 모두 삭제한다.

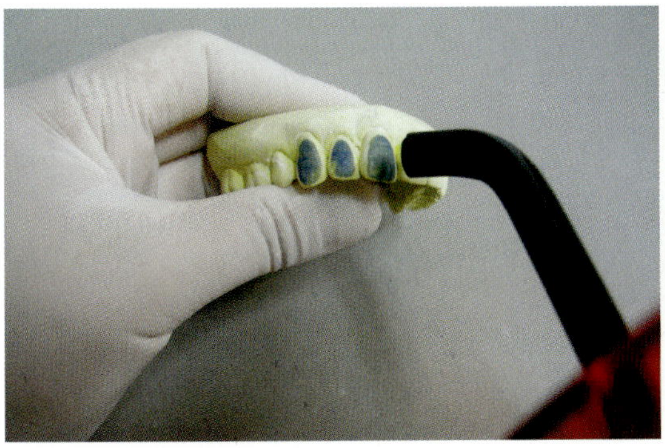

그림 14-23b

3. 상악 6전치 모델의 순면위에 레진을 도포하여 1~2mm 가량의 공간을 형성해준 후 광조사한다(그림 14-23a, b).

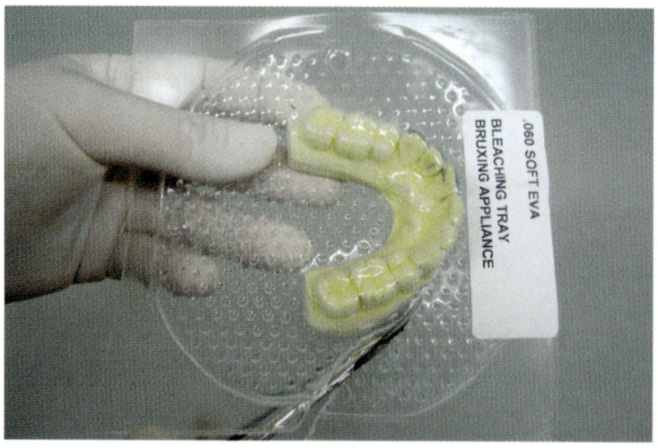

그림 14-24

4. Poly vinyl sheet를 이용하여 옴니백에서 트레이를 만든 후 가위를 이용하여 치은연 부위까지 오려낸다(그림 14-24).

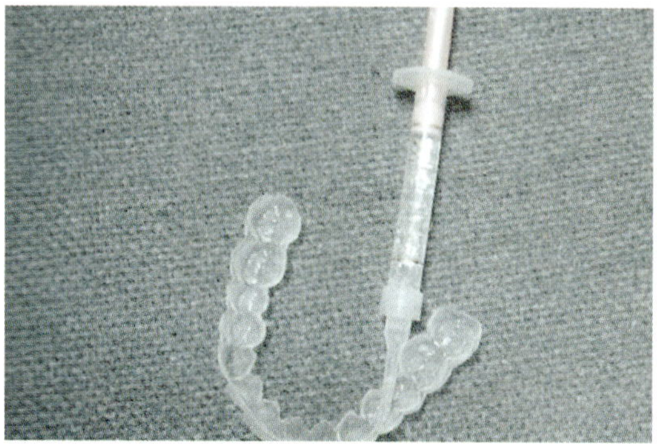
그림 14-25

5. 준비된 트레이 위에 미백제를 짠다(그림 14-25).

6. 미백제가 묻어 있는 트레이를 입에 넣고 1시간 가량 물고 있는다.

7. 미백이 끝난 후 느낌을 적는다.

◈ 치면열구전색재

치면열구전색재를 이용하여 치아모형에 치면열구전색을 실시한다.

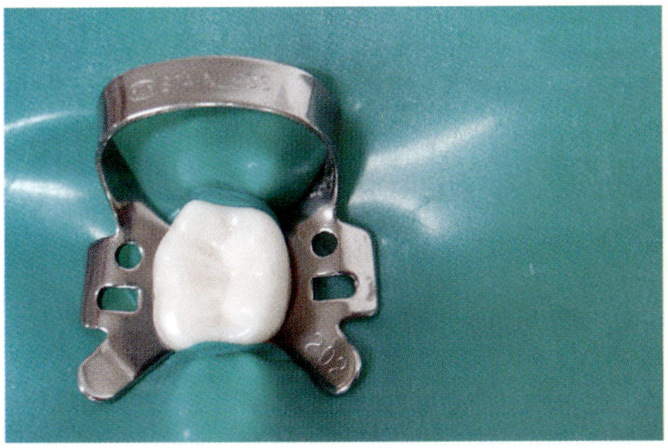

그림 14-26

1. 광중합형 치면열구전색재와 치아모형을 준비한다.
2. 치아의 교합면을 깨끗이 세마한다.
3. 압축공기로 치면을 건조시킨다.
4. 러버 댐이나 코튼 롤(cotton roll)을 이용하여 방습한다(그림 14-26).

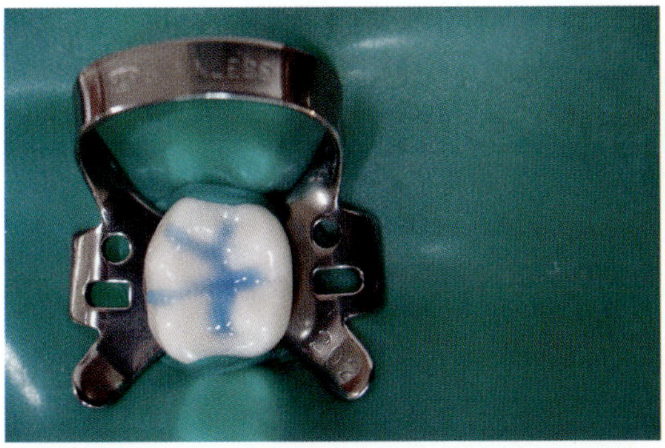

그림 14-27

5. 산처리액으로 30초간 산부식을 한다(그림 14-27).

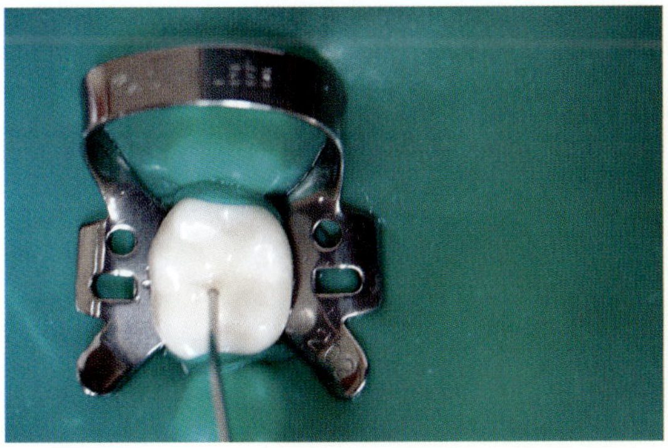

그림 14-28

6. 1분 이상 산처리 겔을 깨끗이 세척하고 건조시킨 후 산 부식된 치면을 확인한다.
7. 광중합형전색재를 도포한다(그림 14-28).

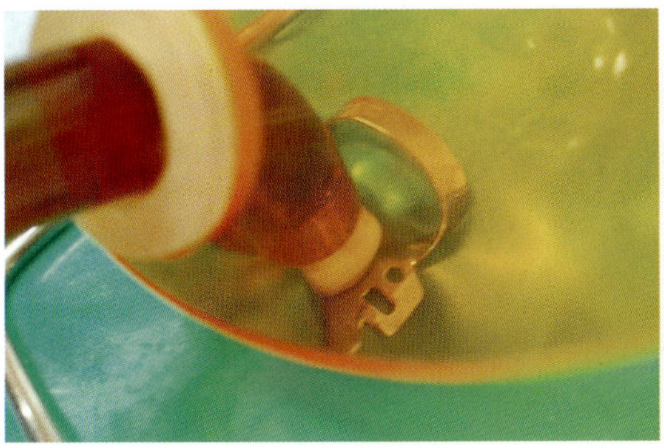

그림 14-29

8. 광중합기(light gun)를 치면에 수직으로 위치시켜 빛을 조사시켜 중합한다(그림 14-29).
9. 경화 후 교합검사와 마무리를 한다.

◈ 치주팩 혼합 및 부착

치주팩을 이용하여 치주에 부착해본다.

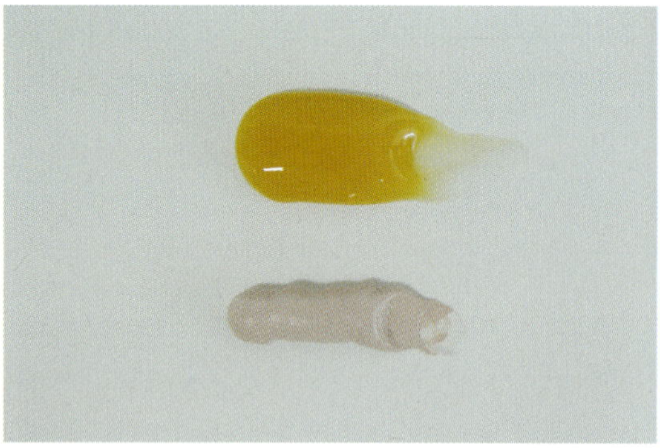

그림 14-30

1. 혼합지 위에 치주팩을 동일한 길이로 분배한다(그림 14-30).

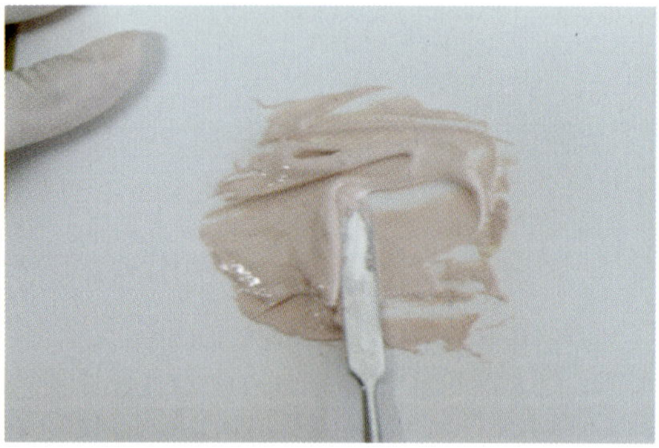

그림 14-31

2. 스파튤라로 균일하게 혼합한다(그림 14-31).

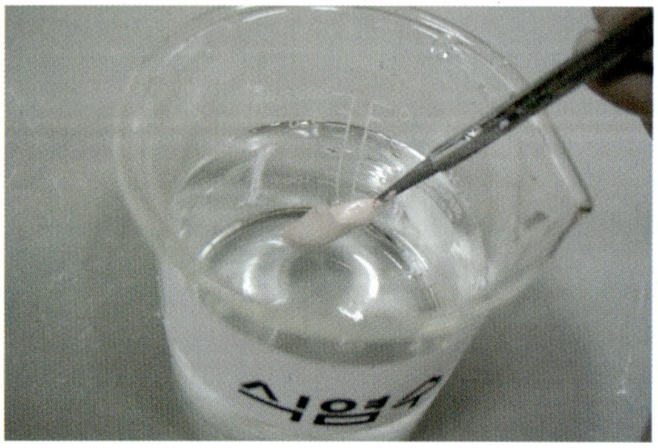

그림 14-32

3. 혼합한 치주팩을 식염수나 물에 담가둔다(그림 14-32).

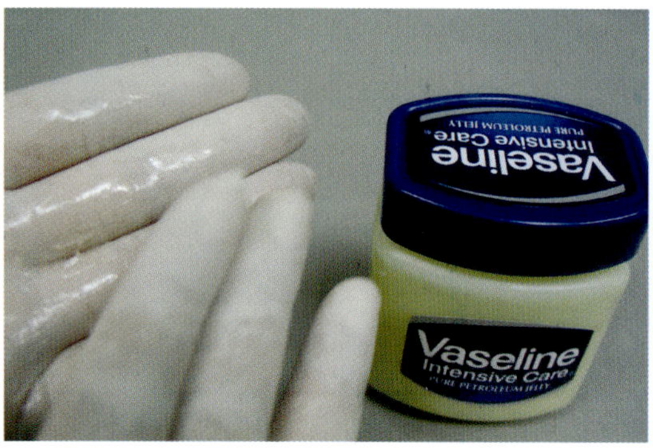

그림 14-33

4. 손에 물이나 바세린을 바른다(그림 14-33).

5. 치주팩을 3cm 정도의 봉상으로 만든 후 지혈된 부위의 치간 부위에 조금씩 떼어붙이고 젖은 거즈를 이용하여 치관의 1/2 이내로 치주팩을 압박한다.

◈ 임시충전재를 적용한다.

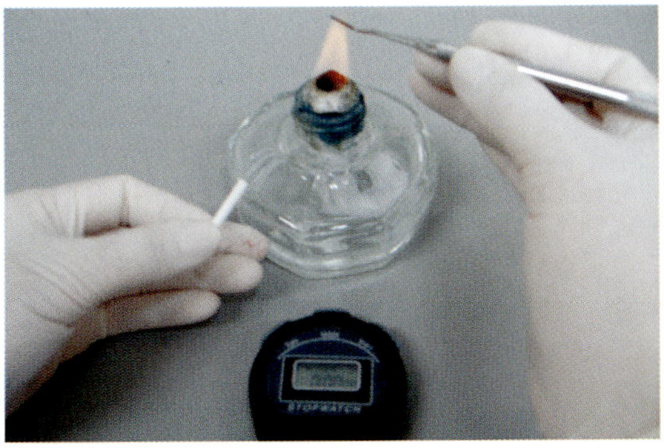

그림 14-34

1. Stopper 가열법
   1) Stopper의 앞부분을 알코올 램프에 가열한다(그림 14-34).

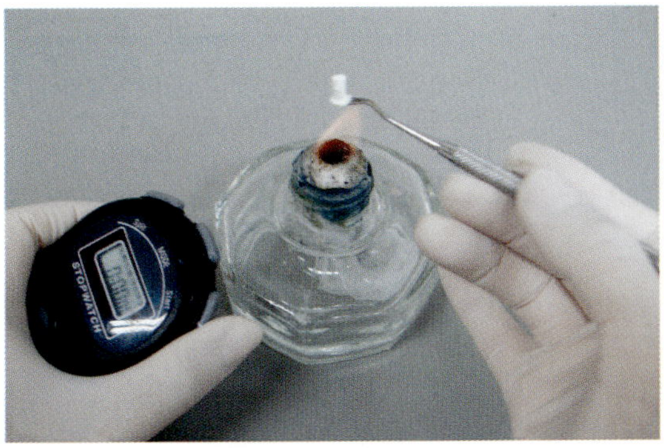

그림 14-35

   2) 가열된 앞부분에 약 0.5~1cm의 stopping을 세워 붙인다(그림 14-35).

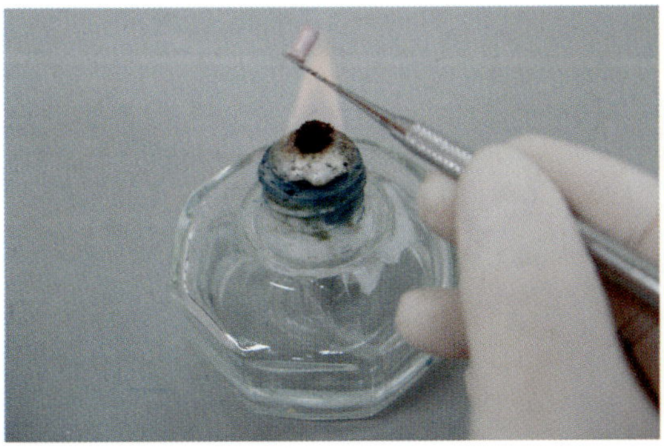

그림 14-36

   3) 부착된 stopping을 다시 가열한다(그림 14-36).

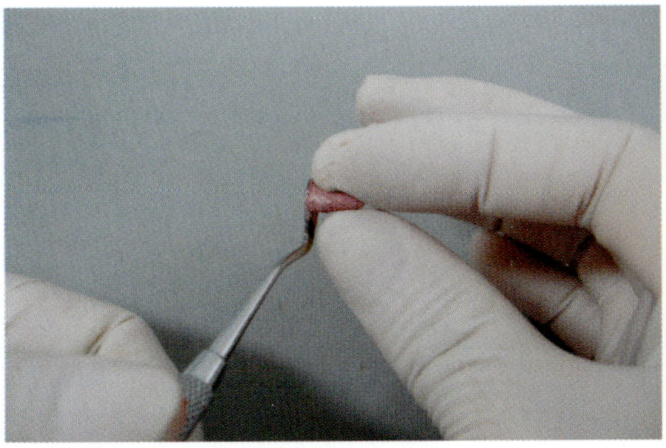

그림 14-37

   4) 가열된 stopping을 원추형으로 만든 후, 와동에 충전한다(그림 14-37).

   5) 면구(cotton pellet)를 물 또는 70% 에탄올에 적셔 압접하면 stopping이 달라붙지 않는다.

2. Stopping carrier 이용법

1) Stopping carrier를 이용할 때에는 stopping carrier안에 stopping을 채운다.

2) Stopping carrier의 플라스틱 슬라이드(plastic slide) 부위를 위로 올리고, 구부러진 앞부분을 가열한다(그림 14-38).

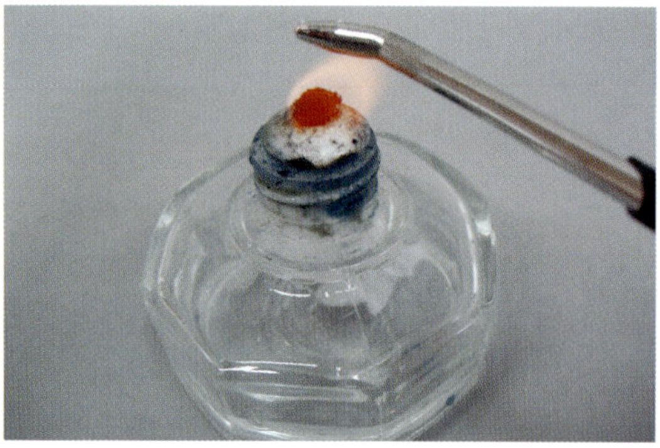

그림 14-38

3) Stopping이 연화되어 앞쪽으로 살짝 볼록해지면 플라스틱 슬라이드 부위를 아래로 내려서 가열된 금속부의 열이 외부로 전달되지 않도록 한다(그림 14-39).

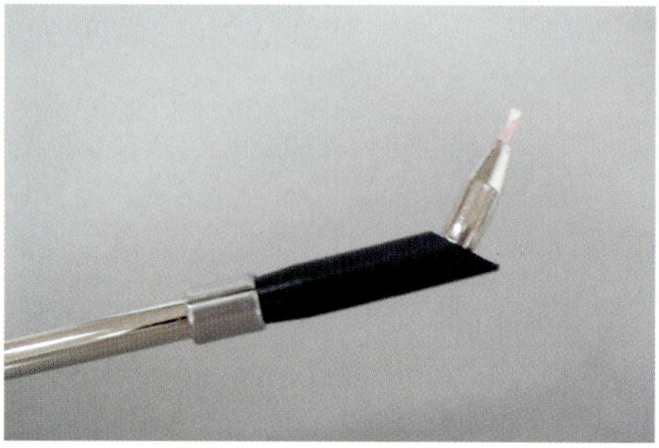

그림 14-39

4) 구강 내 와동에 stopping carrier의 뒤를 밀어 stopping을 와동에 충전한다(그림 14-40).

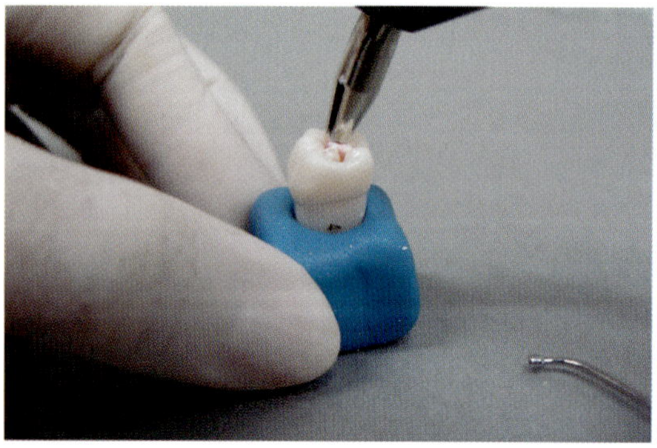

그림 14-40

5) Stopper를 이용하여 교합면을 압접한다(그림 14-41).

6) 면구(cotton pellet)를 물 또는 70% 에탄올에 적셔 압접하면 stopping이 달라붙지 않는다.

* Stopping을 제거할 때에는 explorer를 사용하고 많은 양의 stopping을 제거할 때에는 excavator를 사용하면 좋다.

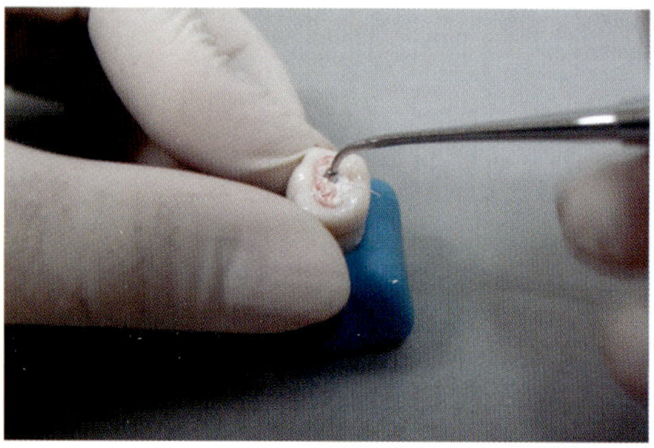

그림 14-41

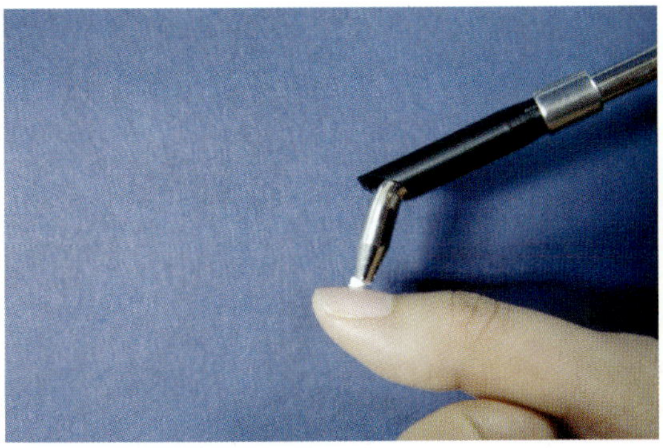

그림 14-42a

7) Stopping carrier를 이용하여 치아에 적용 시 stopping의 온도를 확인해 보기 위해서 손톱에 약간 짜보도록 한다(그림 14-42a, b).

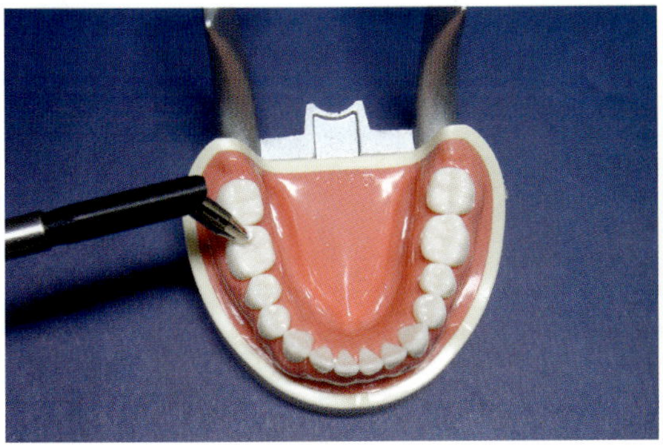

그림 14-42b

8) 수경성 임시충전재(caviton)와 stopping의 작업 효율성을 비교해본다.

9) Stopping과 수경성 임시충전재가 충전되어 있는 와동에서 각각의 임시충전재를 제거한다. 와동 내 제거 시 두 재료의 접착력을 비교해본다.

[미백제] 제조사 지시사항 검토

제 품 명 :

제 조 사 :

제품번호 :

제품구성 :

제 조 일 :

유효기간 :

사용 목적

제품 특징

사용 방법

보관 방법

주의 사항

[치면열구전색재] 제조사 지시사항 검토

제 품 명 :

제 조 사 :

제품번호 :

제품구성 :

제 조 일 :

유효기간 :

사용 목적

제품 특징

사용 방법

보관 방법

주의 사항

[치주팩] 제조사 지시사항 검토

제 품 명 :

제 조 사 :

제품번호 :

제품구성 :

제 조 일 :

유효기간 :

사용 목적

제품 특징

사용 방법

보관 방법

주의 사항

[임시충전재] 제조사 지시사항 검토

제 품 명 :

제 조 사 :

제품번호 :

제품구성 :

제 조 일 :

유효기간 :

사용 목적

제품 특징

사용 방법

보관 방법

주의 사항

치과재료학 실습 보고서

<table>
<tr><td colspan="2" align="right">평가점수 :</td></tr>
<tr><td colspan="2">년　　월　　일　　　　　　이름 :</td></tr>
<tr><td>실습 제목</td><td></td></tr>
<tr><td>실습 내용</td><td></td></tr>
</table>

실습 결과	
고　　찰	